Josep de Haro Licer

Do gosto ao desgosto

Josep de Haro Licer

Do gosto ao desgosto

Novos conhecimentos sobre a perceção do sentido do gosto

ScienciaScripts

Cover image: www.ingimage.com

This book is a translation from the original published under ISBN 978-613-9-40507-7.

Publisher:
Sciencia Scripts
is a trademark of
Dodo Books Indian Ocean Ltd. and OmniScriptum S.R.L publishing group

120 High Road, East Finchley, London, N2 9ED, United Kingdom
Str. Armeneasca 28/1, office 1, Chisinau MD-2012, Republic of Moldova, Europe
Printed at: see last page
ISBN: 978-620-7-96878-7

ÍNDICE

1-Introdução

O que é que significa falar de gosto e como é que o desagrado faz parte do gosto? São estas as questões que vamos relacionar. Para o fazer, a primeira coisa que temos de ter em mente é algo que alguém como Albert Einstein já se perguntou a si próprio e que os filósofos gregos também se perguntaram anteriormente:

Que conhecimentos pode o pensamento adquirir se for independente do que os sentidos lhe informam?

Esta pergunta significa que temos de entrar no domínio da perceção. E o que é que este domínio nos diz? Que precisamos dos sentidos. Que eles são o nosso primeiro nível na construção da perceção.

A nossa perceção depende da modelação dos sentidos, que se realiza através de quatro factores: os factores **"filogénicos"**, que são aqueles que regem a evolução-adaptação do mundo animal até ao aparecimento da nossa espécie. Os factores **"ontogenéticos"** que condicionam a sensorialidade durante a gestação, através da carga genética dos pais e das influências da mãe e do seu ambiente, fase em que os sentidos já começam a ser activados (o feto vê, ouve, cheira, toca e prova), captando os estímulos externos que a mãe capta e os estímulos vivenciais que a mãe experimenta (emoções, sentimentos). O terceiro grupo de factores, os **"sociogénicos"**, são aqueles que aparecem de forma maciça quando o feto já está a caminho de se tornar uma criança, um estado em que a influência dos factores condicionantes do ambiente, a que chamamos factores **"ecogénicos"**, têm um impacto direto sobre a pessoa (Fig.1).

Modelação dos nossos sentidos

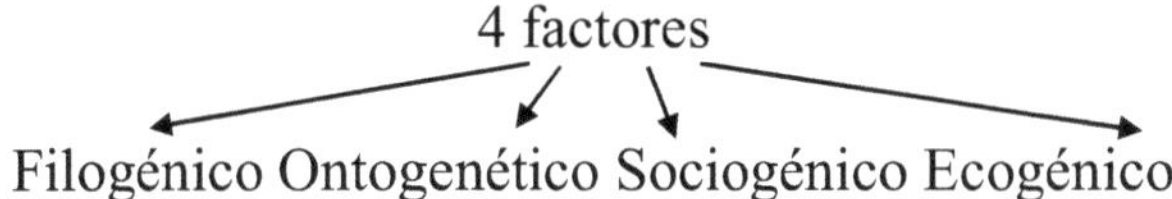

Fig. 1 Diagrama dos factores que moldam os nossos sentidos

Todos os sentidos, incluindo o sentido do paladar, são moldados por estes factores.

Os sentidos, portanto, encarregam-se de captar os estímulos, mas não todos, mas apenas aqueles para os quais estão preparados para captar, ou seja, os sentidos são o *primeiro filtro sensorial* das experiências humanas. Os únicos estímulos a que o ser humano tem acesso são aqueles para os quais está sensibilizado, e só há dois tipos de estímulos: "Ondas" e "Substâncias químicas".

As ondas podem ser electromagnéticas (luz, cor), processadas pelo sentido da visão, podem ser ondas de pressão (som, tato) processadas pelos sentidos da audição e do tato, temos também as ondas térmicas (calor, frio) processadas pelos receptores térmicos. No grupo das substâncias químicas (cheiros, sabores) temos o processamento pelos sentidos do olfato e do paladar. Para além destas vias sensoriais, qualquer outro tipo de estímulo deixa de existir se não existirem receptores e sensores para o detetar.

O segundo filtro sensorial está na **gama de funcionamento** que cada sentido atribuiu à sua função. A visão vê a luz e as cores, algumas cores mas não todas, não vê os infravermelhos nem os ultravioletas, nem todas as intensidades. A audição capta os sons, mas não todos os sons, não pode ouvir ultra-sons ou infra-sons. O olfato capta os cheiros, mas não todos os cheiros, e assim por diante para cada sentido.

O terceiro filtro sensorial é o facto de os sentidos só poderem perceber **variações de estímulos**, para os quais têm obviamente de estar preparados. Um estímulo constante é codificado como nulo, inexistente. Se um som se mantém constante em intensidade e frequência, deixa de ser percepcionado como tal (o cérebro ignora-o), se uma luz tem a mesma intensidade e frequência, é ignorada, e o mesmo se aplica ao tato, ao paladar, etc.

Se o sentido foi ativado, podemos falar de emoções, entendidas como o conjunto amplo de estímulos e respostas, que seria o *quarto filtro* sensorial. É neste ponto que passamos da fase extracraniana para a intracraniana, dos processos que ocorrem fora do cérebro para os processos que ocorrem dentro do cérebro. A primeira parte, a extracraniana, chama-se **transdução** e a segunda, que é intracraniana, chama-se **codificação**.

Nesta fase, a informação (estímulo) captada pelos nossos sentidos percorre as diferentes partes dos órgãos sensoriais sem modificar o seu significado, pelo que, por exemplo, se virmos a cor azul, esta permanece azul ao percorrer as diferentes partes dos olhos. [1,2]A transdução ocorre, portanto, graças à presença de estruturas receptoras de estímulos que se ligam a sensores que iniciam o processamento que vai ativar os sentidos. [3,4]Uma vez ativado o órgão do sentido estimulado, inicia-se a segunda fase denominada "Codificação", que já é intracraniana e se caracteriza pela alteração da interpretação da informação sem modificar o meio de transporte, neste caso a cor azul muda de significado à medida que percorre as diferentes partes do cérebro, transformando-se em memórias, sensações, ideias, projectos, etc. . O nosso cérebro é composto por cem mil milhões de neurónios, (atualmente considera-se que existem entre 80 e 90 mil milhões), cuja principal missão é **rejeitar 99% dos estímulos** que recebemos, uma vez que o seu trabalho ótimo é utilizar apenas 1% de todos os estímulos recebidos; ou seja, apenas 1% do que é recebido é tido em conta. Esta exigência do cérebro é o *quinto filtro sensorial*.

Com este 1%, são activados **os canais predominantes** (também chamados modalidades) **de perceção** da pessoa; estes canais são os sentidos. Cada pessoa tem um sistema de preferências sensoriais inconscientes, que faz com que uma determinada pessoa tenha mais facilidade em captar a informação visual (mais suscetível de atender), outra em captar os estímulos auditivos, outra em captar as sensações internas (cinestésicas), e assim sucessivamente com os restantes sentidos. Estes canais constituem o *sexto filtro sensorial*. Um exemplo deste nível pode ser visto numa situação hipotética. Suponhamos que três pessoas vão "contemplar" a "Concha de San Sebastian" e que a cada uma delas é perguntado como definiria a experiência; pode acontecer que das três pessoas, uma diga: "é como uma pincelada de cores", outra explique que "é como uma valsa das ondas" e a terceira responda: "dá-me a sensação de suavidade e calor". Cada uma delas teria visto o mesmo cenário, mas cada uma delas ter-se-ia deixado subjugar pelo canal mais sensível da sua pessoa; a primeira teria o canal visual, a segunda o canal auditivo e a terceira o canal sinestésico (sensação interior). Devemos salientar que na vida real não existe essa pureza de perceção, existe uma mistura com a predominância de um deles.

O *filtro seguinte, o sétimo*, seria o **dos sentimentos**. Este filtro passa as emoções, captadas pelos canais pessoais preferenciais, para os sentimentos. Mais uma vez, nem todas as emoções dão origem a sentimentos, mas aquelas que dão origem a sentimentos serão as que irão colorir o nosso raciocínio.

Com as emoções, os sentimentos e o raciocínio, entramos plenamente no território da **comunicação**, que é o *oitavo filtro sensorial*. Estamos habituados a entender que a linguagem é o principal meio de comunicação para ligar conceitos com palavras, permitindo-nos partilhar pensamentos, sentimentos (conceptualizações de emoções), conhecimentos, etc., mas isto é parcialmente correto, uma vez que a comunicação verbal habitual da linguagem apenas fornece 7% da informação total, os restantes 93% são a-verbais, sem palavras. Nesta a-verbalidade encontramos o tom de voz com 38% de participação, a visão (movimentos oculares, expressões faciais, movimentos corporais, posturas, etc.) com 55%. Os outros sentidos complementam a comunicação: o paladar, o olfato e o tato. Por outras palavras, todas estas formas de comunicação acabam por se transformar em emoções, sentimentos e razões no recetor.

A comunicação (trocamos informações), faz com que surjam em nós "ideias", que vão dar origem a "crenças", que vão construir os nossos "critérios", que vão moldar os nossos "valores", que são as balizas que cada pessoa coloca para marcar o seu caminho, estimulando-a a prestar atenção às caraterísticas do caminho que percorreu. Estes valores formam "atitudes" que vão criar **"hábitos"**, que serão *o nono nível do filtro* sensorial de *uma* pessoa,

[5]*O décimo nível de filtragem* sensorial ocorre quando a informação que chegou ao cérebro é armazenada **(memória)** em duas áreas distintas, a área **consciente** que apenas recolhe 10% dos dados e a área **inconsciente** que recolhe 90% dos dados, mesmo em estados de coma .

O *décimo primeiro nível de filtro* é a **história clínica** pessoal (estado de saúde). Nada do que não acontece fica de fora da nossa história clínica.

6 Temos mais filtros, mas apenas apresentaremos um último filtro, *o décimo segundo filtro* denominado **Cronobiossensorial**, constituído pelas variações da sensibilidade de um organismo vivo à captação de estímulos, em função do tempo (hora do dia, mês, estação do ano, idade, etc.). Este filtro faz com que todos os níveis anteriores dependam destes momentos, destas temporalidades. Esta base de padrões é importante para compreender o facto de as nossas sensações e percepções fazerem parte de uma pequena quantidade de informação que nos é permitida aceder, como consequência dos diferentes filtros que têm vindo a atuar constantemente, reduzindo a informação de acordo com as propriedades que cada filtro é capaz de gerir. Os filtros não só remodelam os acontecimentos que chegam até nós, como também descartam aquilo que não conseguem gerir (Fig.2).

1. sentidos
2. banda operacional
3. variação de estímulos
4. Emoções
5. Rejeição 99
6. Preferência sensorial
7. Emoções - Sentimentos - Razões
8. Comunicação não-verbal
9. Hábitos
10. Consciência
11. Clínica H
12. Cronobiosensorial
12 Filtros de perceção

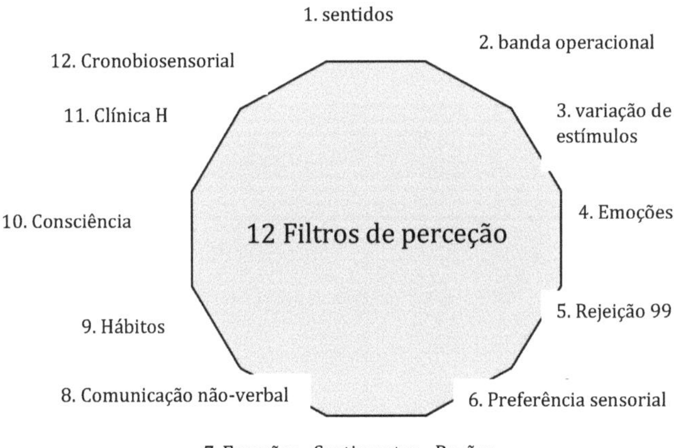

Fig.2. Os 12 filtros que constroem a nossa perceção

Se nos perguntarmos qual é a ligação entre os filtros e o sentido do gosto, a resposta deve ser: compreender que o conjunto de filtros é o quadro em que se desenrola a construção da perceção sensorial do gosto. Para ter uma ideia, basta pensar numa experiência gustativa, qualquer que ela seja, e aplicar cada um dos filtros, e descobrir como ela é influenciada de acordo com as caraterísticas de cada filtro.

2-O sentido do gosto (estruturas)-

Tudo o que foi dito acima está a moldar a perceção do gosto. No entanto, não definimos o que devemos entender por "perceção". A perceção deve ser entendida como o momento em que nos tornamos "conscientes" das nossas sensações. Assim, só temos perceção do gosto quando nos apercebemos da sensação do gosto.

O sentido do paladar, fazendo parte dos doze filtros da perceção, tem uma fase extra-craniana a que chamamos Transdução, seguida de uma fase intracraniana chamada Codificação.

[7] Aristóteles (384-322 a.C.) já falava do gosto picante, do gosto agressivo e do gosto adstringente. Atualmente, mantém-se a tendência aristotélica de considerar o gosto como gestor de quatro sensações (doce, amargo, azedo e salgado), ambas insuficientes face aos conhecimentos actuais.

[8] O que é certo é que, para a sensação e perceção do gosto, o ser humano possui estruturas (receptores) que se localizam principalmente na língua, palato, faringe, epiglote e laringe, a que se chama papilas gustativas, que são cerca de 5000 (Fig.3) e que são responsáveis pela discriminação dos sabores.

5000 papilas gustativas

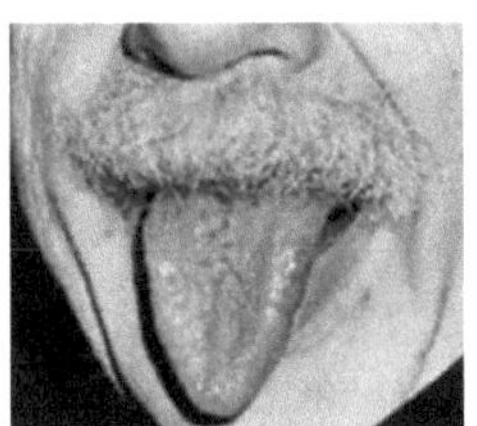

Língua

Palato mole

Faringe

Epiglote

Laringe

Fig. 3 Distribuição das papilas gustativas.

Nestes botões existem 50 a 100 tipos de células especializadas com sensores que detectam o doce, o salgado, o azedo, o amargo e outros sabores como o umami, o kokumi, etc. (Fig. 4 e 5).

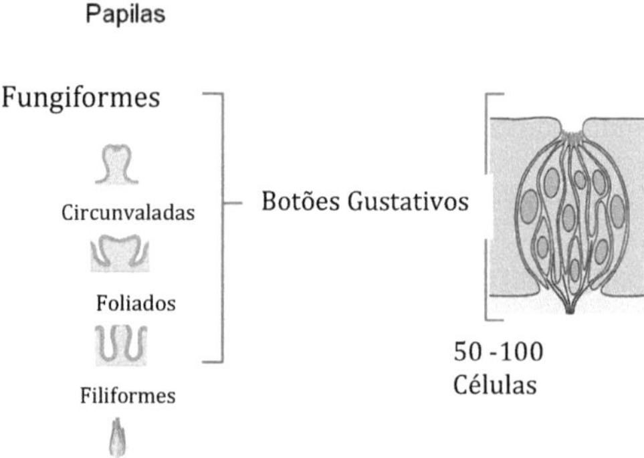

Fig.4. Diferentes tipos de papilas com papilas gustativas.
Dos quatro tipos de papilas, apenas as papilas filiformes não têm normalmente têm papilas gustativas.

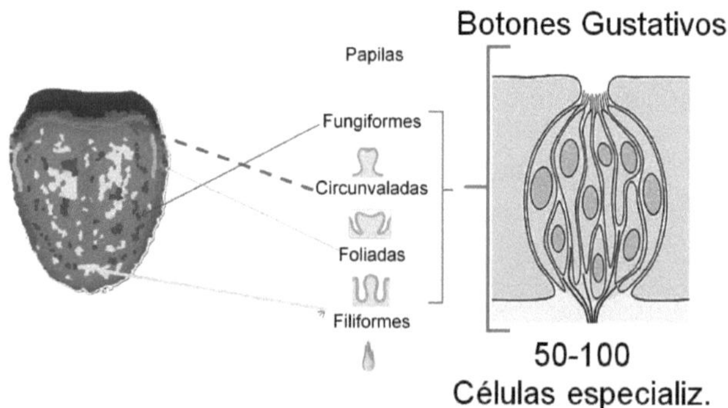

Fig. 5 - Localização das papilas. As papilas gustativas estão distribuídas de forma mais ou menos homogénea por toda a língua, sendo que algumas zonas têm uma maior densidade de papilas gustativas.

[9]O paladar pressupõe a presença de papilas gustativas que estão ligadas a nervos chamados nervos cranianos V (trigémeo), VII (facial), IX (glossofaríngeo), X (vago) e XII (hipoglosso) que não participam no paladar, mas no movimento da língua (Fig.6) que devem conduzir o estímulo ao cérebro, estes nervos têm outras funções, portanto, a sensação do gosto não é uma perceção restrita aos 4 gostos clássicos (doce, salgado, azedo, etc.) mas devemos acrescentar as outras acções que estes nervos realizam, para além das percepções de todos os outros sentidos, também chamados modalidades ou canais, tais como: o tato (analisando o grau de suavidade, o grau de secura, a viscosidade, a dureza, a temperatura, o prurido, etc.), a dor (grau de desconforto, etc.), a dor (grau de dor e desconforto, etc.), e a perceção sensorial dos sentidos do gosto, que também são conhecidos como os "sentidos do tato" (os sentidos do gosto).[10]), a dor (grau de desconforto), a perceção motora (mobilidade, capacidade e coordenação) dos movimentos linguo-maxilo-orofaríngeos indispensáveis à palatabilidade e à deglutição , do que é degustado e, por fim, a perceção neurovegetativa (que regula os limiares de sensibilidade dos cinco gostos), Por fim, há que ter em conta a perceção neurovegetativa (que regula os limiares de sensibilidade dos cinco gostos, do tato, da dor e do movimento, captados pelas diferentes fibras nervosas dos nervos cranianos que se ligam às papilas gustativas).

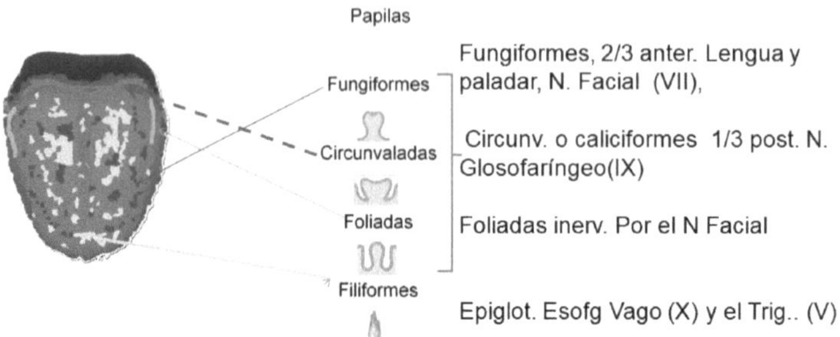

Fig. 6 - Localização das papilas e sua inervação.

[11]Temos 50 genes dedicados ao paladar e ao olfato, que conferem percepções sapídicas muito mais amplas do que os cinco gostos clássicos. [+] Cada um destes sabores é codificado de forma diferente, assim, o sabor doce é codificado através da proteína G, enquanto a perceção do sal é gerida pela troca de iões de sódio (Na) que, curiosamente, actua nos canais da amilorida, que é um anti-hipertensivo. [+++1213]A perceção do ácido é assegurada pela troca de Na o/ e de iões de potássio (K), a perceção do amargo é assegurada por uma combinação de trocas de K e de proteínas G (sobretudo), enquanto a do umami é assegurada por receptores de glutamato. [14]Dito isto, por mais genérico que possa parecer, devemos ter em conta que as pessoas podem ter padrões gustativos diferentes, que foram geneticamente codificados para elas. O local onde estes fenómenos ocorrem é nas células dentro das papilas gustativas (Fig.5).

Dentro destes botões existem três tipos principais de células receptoras que activam determinadas percepções. Existem células do tipo I que lidam com o sabor salgado, células do tipo II para o gosto umami, doce e amargo, e células do tipo III para o gosto azedo (Fig. 7).

Células especializadas

Tipo I (Salado)

Tipo II (Umami, Dulce, Amargo)

Tipo III (Ácido)

Fig.7 Diferentes tipos de células para diferentes gostos.

As células receptoras do tipo I e do tipo III estão envolvidas na deteção dos sabores salgado e ácido, que actuam através de canais iónicos, enquanto as células do tipo III detectam os sabores doce, amargo e umami através de proteínas de membrana chamadas "**receptores acoplados à proteína G",** As células receptoras do tipo III detectam os sabores doce, amargo e umami através dos seus nervos VII, IX, enquanto os sabores picante, pungente, quente, ardente e frio são tratados pelo nervo trigémeo (V) e o movimento da língua pelo nervo hipoglosso (XII).

3-O sentido do gosto (receptores)-

As células receptoras descritas no capítulo anterior possuem toda uma série de receptores sensoriais que intervêm na deteção dos diferentes sabores. Estes receptores sensoriais são denominados TAS1R1, TAS1R3, TAS1R2, TAS1R3, TAS2Rs, PKD2L1, PKD1L3, TRPs e TRPV1, TRPM8, TRPA1. A distribuição de todos eles, por toda a orofaringe, significa que existem certas predominâncias sensoriais.

Não são só estes, há mais gostos a emergir que produzem a geração da perceção do gosto, de facto há muitos mais receptores mas não estão incluídos nesta lista porque não estão ligados ao sistema gustativo.

Vejamos cada um dos receptores, uma vez que estão ligados a diferentes percepções gustativas, como o sabor salgado, também chamado umami, que é como uma perceção doce-azeda, o sabor doce, o sabor amargo, o sabor salgado, o sabor picante, o sabor frio, o sabor picante pungente, o sabor picante ardente, o sabor frio e o sabor gordo. Na Fig. 8, podemos ver os diferentes tipos de sensações, bem como a razão pela qual lhes foram atribuídos estes nomes.

Tipos de Receptores del Gusto

- **Umami** ;TAS1R1 (Taste Receptor Type 1, member 1)
  TAS1R3 (Taste Receptor Type 1, member 3)

- **Dulce**:TAS1R2 (taste receptor type 1, member 2)
  TAS1R3 (taste receptor type 1, member 3)

- **Amargo**:25 tipos de TAS2Rs (taste receptor type 2)

- **Salado:** PKD2L1 (polycystic kidney disease 1)
  PKD1L3, (polycystic kidney disease 3)

- **Picante quemante** (Capsaicina): TRPs y TRPV1

- **Frío**: (Mentol, Alcanfor,Etanol) TRPM8

- **Picante pungente**:(Aceite Mostaza, Wasabi, Rábano picante, ajo) TRPA1

- **Grasa.** Posible Receptor CD36, GPR120 Y GPR40

Fig. 8: Podemos ver os diferentes receptores e a origem anglo-saxónica dos nomes de cada recetor. Cada um dos 3 tipos de células (I, II e III) possui, consoante a sua função, diferentes receptores gustativos.

[15]Estes diferentes receptores encontram-se na membrana celular dos três tipos de células para o paladar (Fig.9).

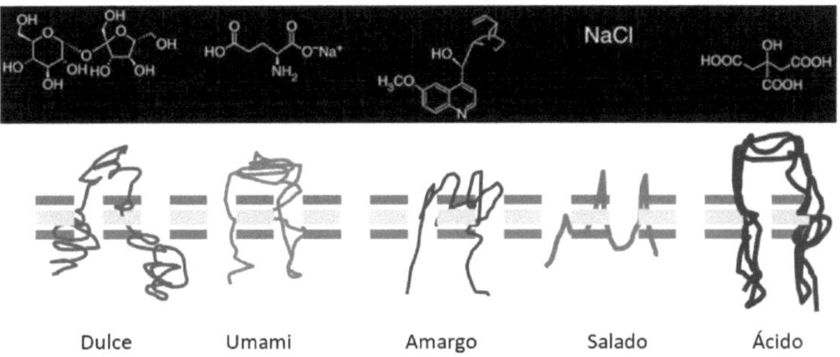

Fig. 9, Representação da forma como os receptores atravessam a membrana celular, razão pela qual são chamados "Receptores Transmembranares". A parte interna da célula é onde cada recetor começa e termina, enquanto a parte externa é onde o recetor é contactado pelo estímulo externo.

Foram descobertos novos sabores. As figuras 10 e 11a mostram os 13 sabores que são atualmente considerados e as substâncias que os produzem.

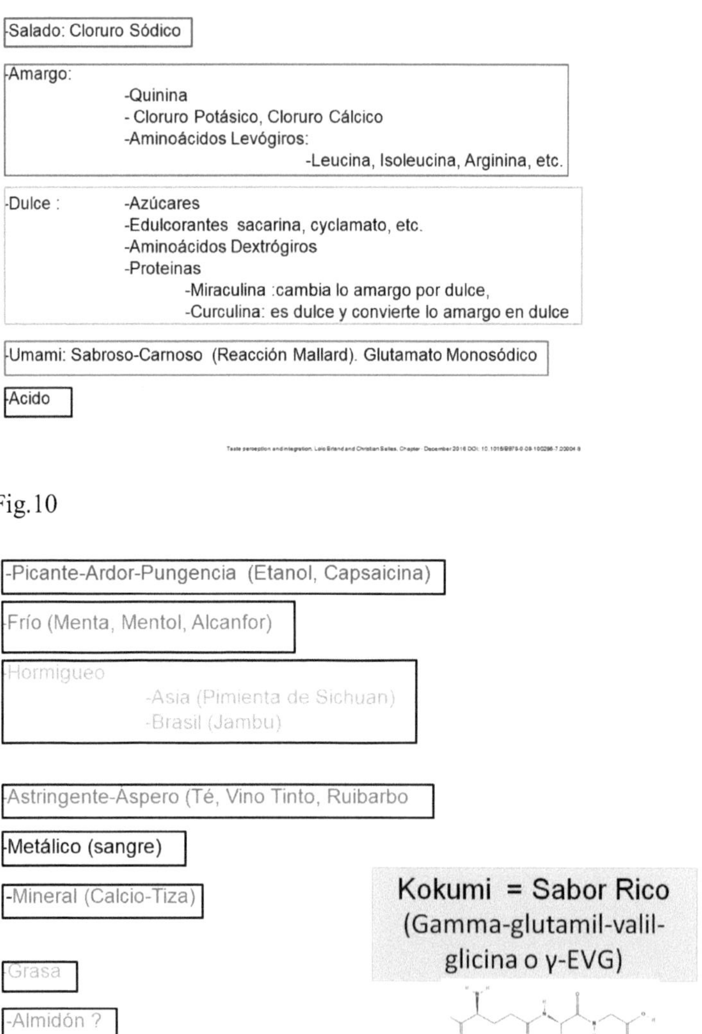

Fig.10

Fig.11a

Nem todos os gostos expostos têm receptores sensoriais confirmados. Há sabores que são descritos verbalmente, com base em sensações, mas ainda não se descobriu se têm ou não os receptores sensoriais correspondentes. E para complicar ainda mais as coisas, temos de saber que existem diferentes substâncias que produzem o mesmo efeito gustativo, por exemplo:

-Sal: Cloreto de Sódio, Cálcio, Potássio, Lítio, Amónio,
-Para **o amargo**:

-Quinina

- Cloreto de Potássio, Cloreto de Cálcio

-Aminoácidos levorotatórios:

Leucina, isoleucina, valina, arginina, metionina, fenilalanina, tirosina, triptofano, histidina

-Para **o sabor doce**:

-Açúcares

Edulcorantes (sacarina, ciclamato, acesulfamato-K, acesulfamato, etc.) -Dulcorantes (sacarina, ciclamato, acesulfamato-K,

aspartame, neotame, advantame, sucralose, etc.)

-Aminoácidos dextrorotatórios -Proteínas como a taumatina, monelina, brazzeína, pentadina, miraculina (transforma-se de amargo em doce), neoculina ou curculina (é doce e transforma-se de amargo em doce)
-Umami: MSG, IMP, GMP, reação de Mallard
-Kokumi (plenitude da boca)

-Acid: Ácidos

Existem outros gostos que estão a ser estudados, para além dos clássicos, tais como

-**Picante-queimante-queimante-calor**. Substâncias como o etanol e a capsaicina da pimenta, a piperina da pimenta preta, o gingerol da raiz de gengibre e o isotiocianato de alilo do rábano.

-**Picante-frio-fresco**. Como a hortelã-pimenta, a hortelã, o mentol, o anetol, o etanol e a cânfora.

Mas também outras percepções, tais como:

-**Dormência, formigueiro**, (pimenta de Sichuan, malagueta e jambu).

-**Astringente-forte** como o chá, o vinho tinto ou o ruibarbo.

[16,17] **Metálico** produzido por reacções químicas entre substâncias, por medicamentos ou por alterações do paladar.

-**O gosto do cálcio**, os receptores de cálcio são conhecidos no mundo animal.

-**Gordura gustativa**. [18]Possível recetor gustativo chamado CD36 localizado nas papilas gustativas circunvaladas e foliadas).[22]e possíveis receptores acoplados à proteína G GPR120 e GPR40.

-**O sabor do amido**. Foi sugerido que os seres humanos podem sentir o sabor do amido (especificamente, um oligómero de glicose) independentemente de outros sabores, como a doçura. **No entanto, ainda não foi encontrado nenhum recetor químico específico para este** sabor.

-Sabor pleno. Kokumi", que significa "sabor pleno" ou "rico" e descreve os compostos alimentares que não têm sabor próprio, mas que reforçam as caraterísticas quando combinados, reforçando mesmo o umami. Assim, para além dos cinco sabores básicos de doce, azedo, salgado e amargo, *o "kokumi"* tem sido descrito como algo que pode realçar os outros cinco sabores, alargando e prolongando os outros sabores e, por conseguinte, a "sensação na boca".

Este conjunto de percepções mostra-nos que o conceito de gosto é um território extraordinariamente vasto. Podemos desde já constatar que a culpa não é tanto da falta de um vocabulário, mas sim da falta da sua utilização.

Depois de termos explicado os elementos básicos, temos de salientar que os territórios clássicos do gosto, onde a língua é dividida em áreas de localização do gosto, são agora um conceito anacrónico (Fig.11b). Para compreender este anacronismo, temos de olhar para a visão alargada, ou mesmo estendida, do sentido do gosto.

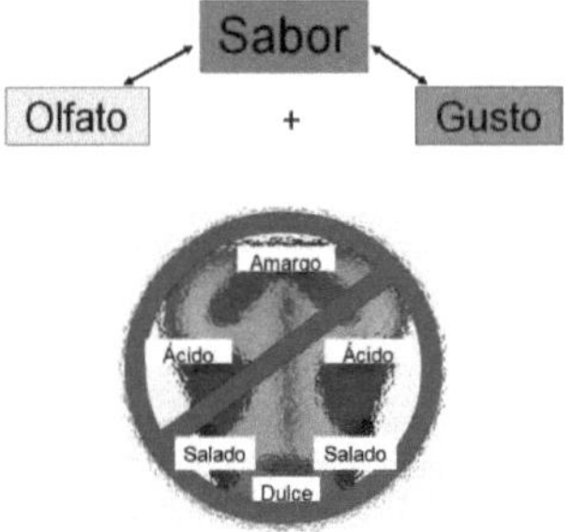

Fig. 11b. Zonas clássicas de localização do gosto, que já não fazem sentido.

4-Visão alargada de Taste-

O paladar, responsável pela gestão da doçura, do salgado, do azedo, do amargo, do umami, e outros, como já explicámos, é suportado, em primeira instância, pela sapidez (palatabilidade) constituída pela presença de "outros" sentidos, para além do paladar. Esses outros sentidos são o tato (textura, temperatura, hidratação, etc.), a dor, o som, a cor, os receptores do sistema neurovegetativo (simpático e parassimpático) e do sistema nervoso motor, aos quais se juntam as percepções gustativas hoje conhecidas. Aliás, este sistema "sapídico" que descrevemos, juntamente com o olfato, faz parte daquilo a que chamamos paladar. O paladar é a conjugação do Sapido e do Aroma (o cheiro do que é comido e ingerido). O sapido deve ser entendido como o conjunto de percepções que aparecem na boca e que não fazem parte do mundo do olfato. O Aroma é a estrutura odorífera que é influenciada pela ação sapídica do que entra na nossa boca, e que por via retronasal, ao ser engolido, entra no nariz e ativa o sistema olfativo onde também encontramos as mesmas "outras" percepções produzidas pelos mesmos "outros" sentidos que participam na construção do gosto, mas que agora estão nas narinas, ao contrário das do gosto que estão na boca (fig. 12,13a, e 13b).

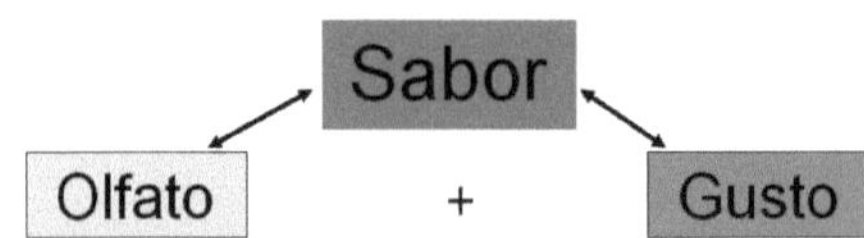

Fig.12. O gosto é construído pelo olfato e pelo paladar.

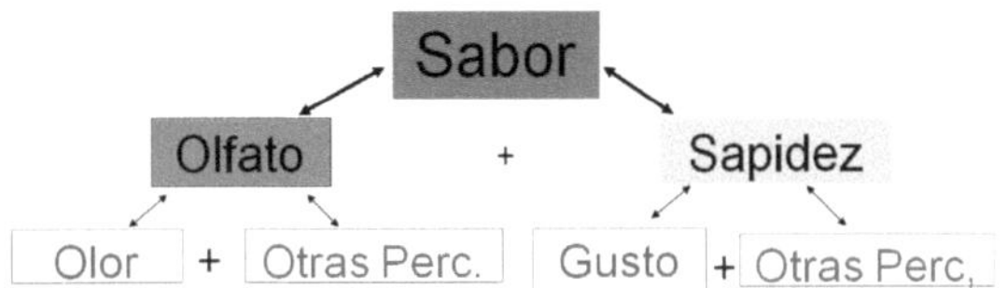

Fig. 13(a) Como podemos ver, o olfato capta o cheiro e outras percepções, enquanto a sapidez capta o gosto e outras percepções.

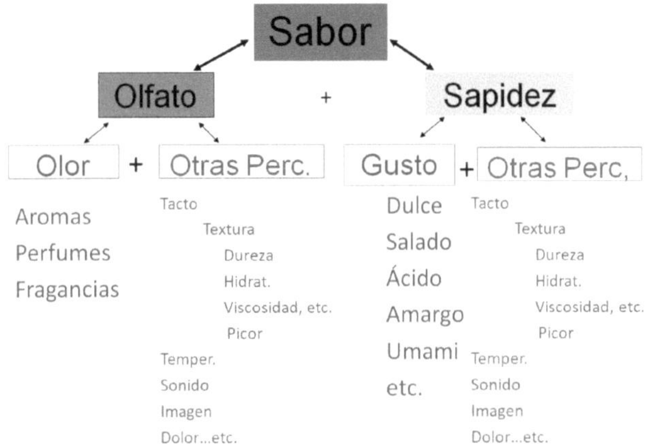

Fig.13(b) Vista ampliada das caraterísticas de cada uma das partes do paladar, onde se situa o paladar.

Chamamos a este tipo de formato, em que um sentido é influenciado pelos outros sentidos, "Polimodal", de facto, todos os sentidos são Polimodais, ou seja, cada um dos sentidos depende dos outros sentidos, aqui vamos centrar-nos na análise do paladar a partir da visão Polimodal. Os nervos envolvidos nesta polimodalidade, como já indicámos, são chamados nervos cranianos. [19]Começaremos pelos receptores do tato, do picante e da dor, de que falaremos no próximo capítulo...

5-O sentido do tato e o picante

Estamos habituados a entender o gosto como doce, salgado, ácido e amargo, mas existem outras percepções como a dor e o picante (Fig. 14).

Receptores Tacto y Dolor

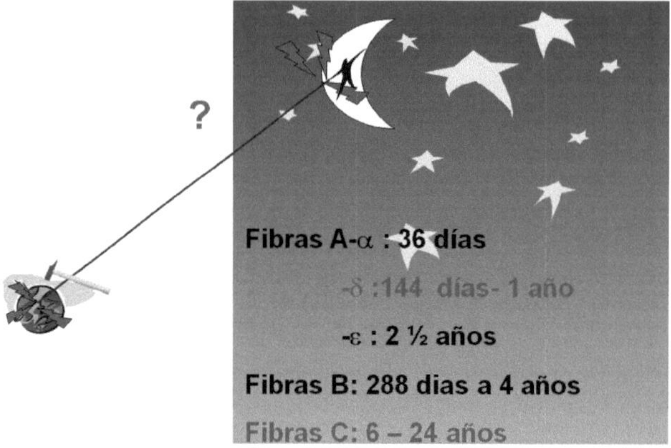

Fig.14. Fibras nervosas que transmitem a dor e sua velocidade comparativa.

Os receptores e as fibras que transmitem a dor são as fibras A-Delta (δ), que são mielínicas e transmitem o impulso a 4-30 mts/seg, e as fibras C amielínicas, que são mais abundantes e transmitem mais lentamente, 0,4-2 mts/seg. e as fibras mielínicas C, que são as mais abundantes e transmitem mais lentamente, 0,4-2 mts/seg. Podemos ver na fig. 14 as diferenças de velocidade de transmissão supondo o caso de uma pessoa que estivesse na Lua e um dos braços fosse tão comprido que a sua mão estivesse sobre a Terra. Se alguém batesse nessa mão com um martelo, a pessoa aperceber-se-ia da dor e das suas caraterísticas em tempos diferentes, por exemplo, para as fibras A-δ demoraria 144 dias a 1 ano a aperceber-se do tipo de dor que geram, enquanto as fibras do tipo C demorariam entre 6 e 24 anos a dar a sensação do tipo de dor que produzem.

Os investigadores que recentemente contribuíram com informações sobre a dor e os receptores tácteis são os laureados com o Prémio Nobel da Medicina de 2021: Ardem Patapoutian e David Julius (Fig. 15). Ardem e Julius contribuíram com novas investigações, em linhas distintas, sobre a dor térmica, mecânica, química, de queimadura e de toque.

Premios Nobel 2021

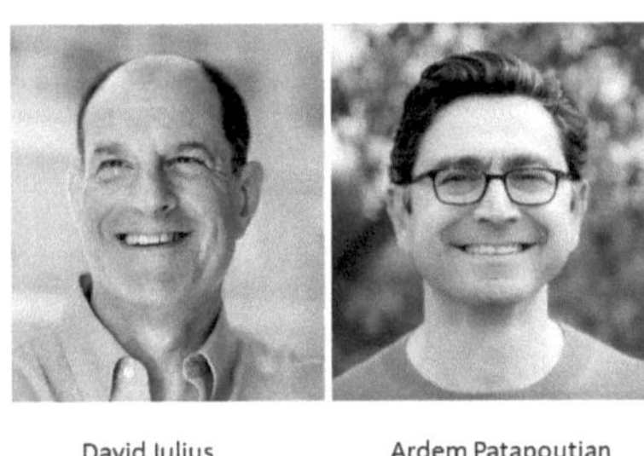

David Julius Ardem Patapoutian

Fig. 15. https://www.bbc.com/mundo/noticias-58787574

Ardem Patapoutian é um biólogo molecular arménio nascido no Líbano que emigrou para os EUA. Em 2021 (56 anos) recebeu o Prémio Nobel da Medicina e Fisiologia, juntamente com David Julius, pelas suas descobertas sobre os receptores de temperatura e de toque. Trabalha no Instituto de Investigação Scripps. Patapoutian fez uma experiência que levou à descoberta de um tipo diferente de recetor que é ativado em resposta à força mecânica ou ao toque.

David Julius é um bioquímico americano de 66 anos. Atualmente professor na Universidade da Califórnia, em São Francisco, descobriu que existe um recetor (uma parte das nossas células que sente o que está à sua volta) que responde à capsaicina, que também se encontra nas pimentas picantes. Outros testes mostraram que o recetor respondia ao calor e era ativado quando havia temperaturas que causavam "dor".

Julius e Patapoutian, por sua vez, descobriram um recetor capaz de detetar o frio. Outra descoberta foi que descobriram que o sensor de calor TRPV1 estava envolvido na dor crónica e na forma como o nosso corpo regulava a temperatura central. Descobriram também que o recetor tátil PIEZ02 tinha múltiplas funções, como o envolvimento na micção (função de urinar) ou o envolvimento na regulação da pressão arterial. Descobriu-se também, por exemplo, que o recetor TRPA1 está envolvido nos reflexos de espirro e tosse.[20,] Isto mostra claramente como o mesmo recetor está envolvido em diferentes funções (Fig. 16). Este aspeto é de grande importância, pois representa uma nova visão do conceito de sentido e de recetor sensorial. O facto de um sentido ter mais funções do que o esperado, e de se encontrar em mais locais do que o esperado, sugere a existência de acções que quebram o esquema rígido que os sentidos sempre tiveram, razão pela qual toda a sensorialidade terá de ser repensada, como explicaremos a seguir.

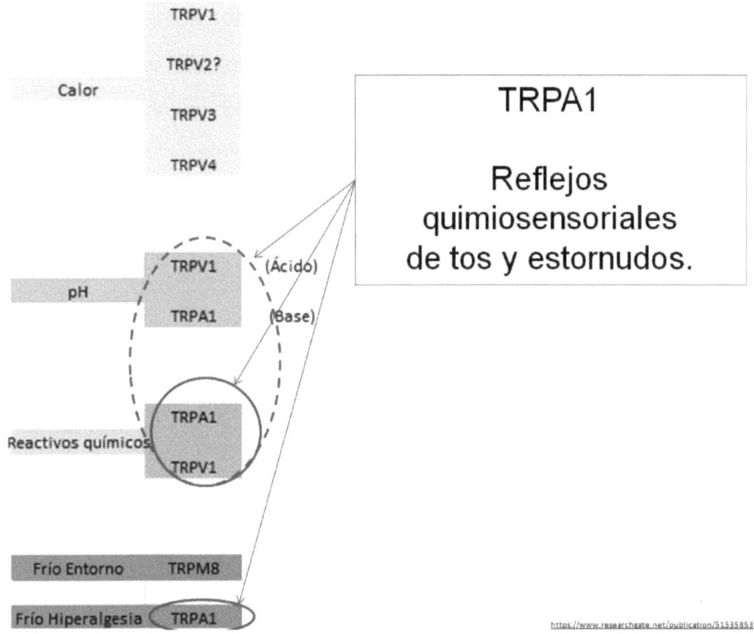

Fig.16. [21]Diferentes receptores TRP em diferentes locais sensoriais.

Um dos receptores responsáveis pela perceção do calor e do picante é a capsaicina (Fig.17).

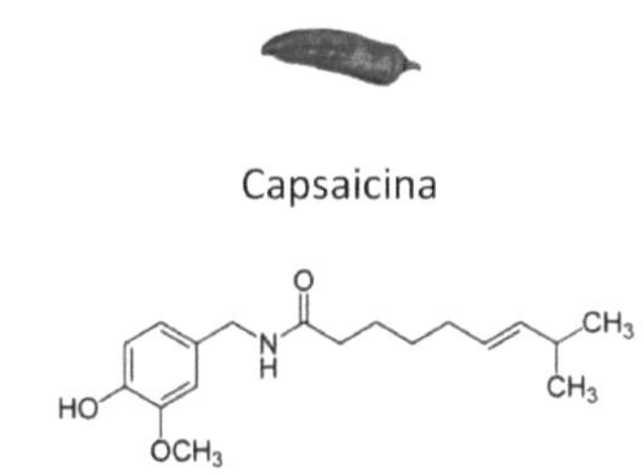

Fig.17. A capsaicina encontra-se na malagueta e no pimento jalapeño.

A descoberta dos receptores de temperatura TRPV1 por David Julius permitiu compreender como as diferenças de temperatura podem induzir sinais eléctricos no sistema nervoso.[22] Estes receptores estão novamente envolvidos numa variedade de funções, como já vimos na Fig. 16 e podemos ver na Fig. 18.

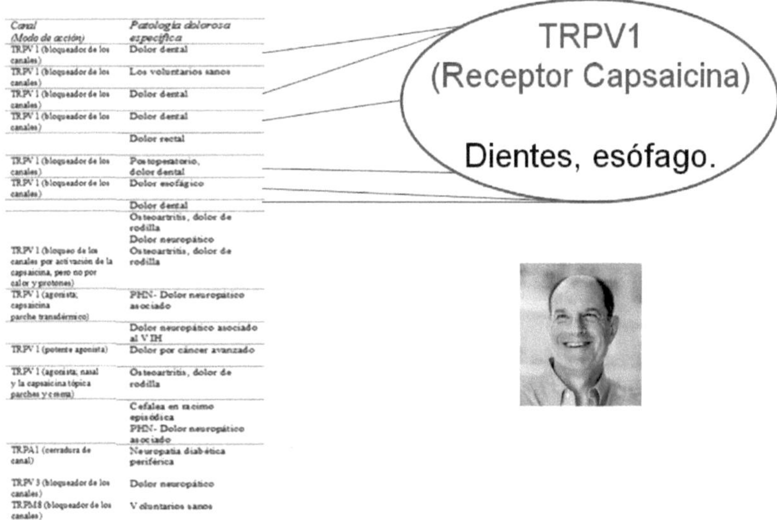

Canal (Modo de acción)	*Patologia dolorosa especifica*
TRPV1 (bloqueador de los canales)	Dolor dental
TRPV1 (bloqueador de los canales)	Los voluntarios sanos
TRPV1 (bloqueador de los canales)	Dolor dental
TRPV1 (bloqueador de los canales)	Dolor dental
	Dolor rectal
TRPV1 (bloqueador de los canales)	Postoperatorio, dolor dental
TRPV1 (bloqueador de los canales)	Dolor esofágico
	Dolor dental
TRPV1 (bloqueo de los canales por activación de la capsaicina, pero no por calor y protones)	Osteoartritis, dolor de rodilla Dolor neuropático Osteoartritis, dolor de rodilla
TRPV1 (agonista; capsaicina parche transdérmico)	PHN- Dolor neuropático asociado
	Dolor neuropático asociado al VIH
TRPV1 (potente agonista)	Dolor por cáncer avanzado
TRPV1 (agonista; nasal y la capsaicina tópica parches y crema)	Osteoartritis, dolor de rodilla
	Cefalea en racimo episódica PHN- Dolor neuropático asociado
TRPA1 (cerradura de canal)	Neuropatia diabética periférica
TRPV3 (bloqueador de los canales)	Dolor neuropático
TRPM8 (bloqueador de los canales)	Voluntarios sanos

Fig.18. Podemos ver que um recetor, que em princípio tinha a função de detetar estímulos térmicos e dolorosos da pele, vemo-los noutras partes do corpo, afectando outras funções totalmente diferentes (*Ana Gabriela Medina Torres (Algologia, INCMNSZ).* *Revisão bibliográfica: Canais TRP nociceptivos em múltiplas patologias da dor).*

Recordemos que estamos a falar de receptores transmembranares (Fig. 9 e 19). Um recetor transmembranar, como descrito na Fig. 9, é uma estrutura química que atravessa a membrana celular de dentro para fora e depois penetra novamente na célula de fora para dentro. A zona extracelular desta estrutura é a parte em que o estímulo (gustativo) ativa o recetor, desencadeando a sensação gustativa.

TRPV1

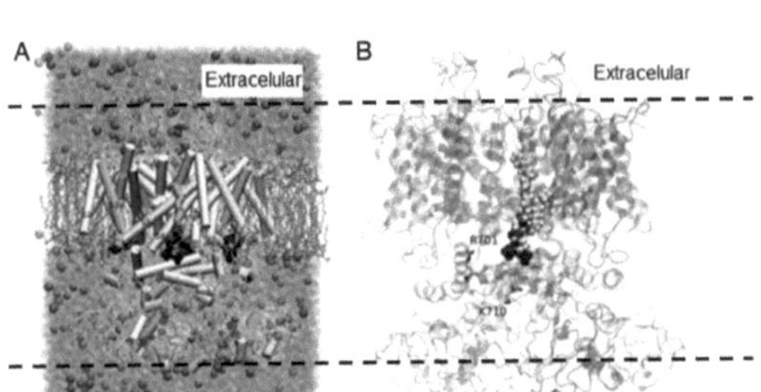

[23]Disposição das estruturas dos receptores transmembranares do tipo TRPV1 .

Julius e Patapoutian utilizaram o mentol químico (Fig. 20) para identificar o recetor sensorial TRPM8, que era ativado pelo frio. Foram também identificados outros canais iónicos, mas desta vez relacionados com o TRPV1 e o TRPM8, e verificou-se que eram activados a diferentes temperaturas.

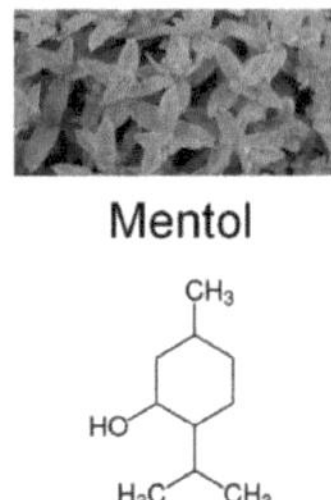

Fig. 20. Estrutura química do mentol.

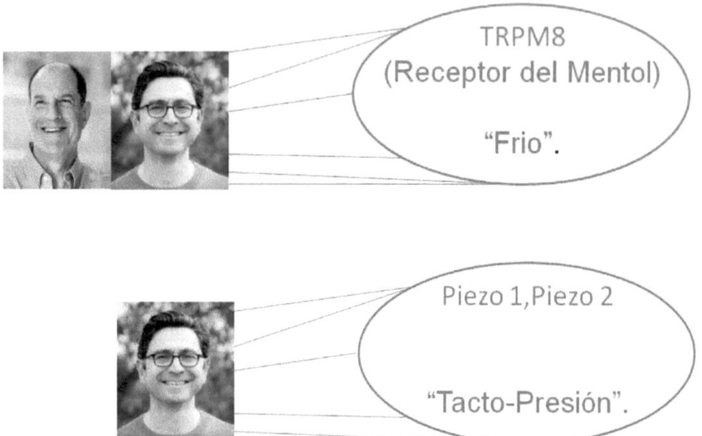

Fig.21. Receptores investigados pelos dois Prémios Nobel.

Patapoutian descobriu dois canais iónicos mecano-sensíveis que designou por Piezo1 (Piezo significa pressão em grego) e Piezo2 (Fig.21), que são activados pela pressão exercida sobre a célula e fazem parte da sensação de toque, da deteção da posição e do movimento.

Existe uma variedade de canais do tipo TRP, tais como TRPV1-4, TRPA1, TRPM2, TRPM4-5, TRPM8 e TRPC5, que codificam estímulos térmicos (para a temperatura, para a sensação quente do picante e para a sensação fria do mentol), químicos (dor) e mecânicos. Verificou-se também que estão envolvidos noutras funções, como a termorregulação, a secreção salivar, a inflamação, a regulação cardiovascular, o tónus do músculo liso, a homeostase do cálcio e do magnésio. [24]Verificou-se que os sensores piezoeléctricos (Piezo1 e 2) estão envolvidos no tato (Piezo1), na pressão sanguínea, na respiração, no controlo da urina na bexiga e na posição e movimento do corpo (Fig. 22).

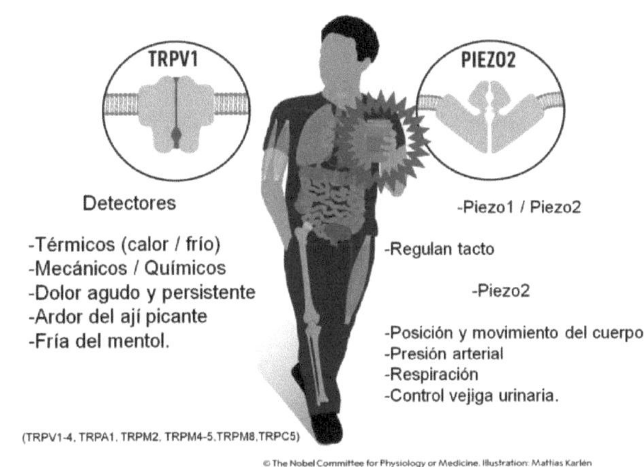

[25]Fig. 22. Acções dos diferentes receptores .

6-A "Panubicação" dos receptores gustativos-

[262728]Foi demonstrado que os receptores gustativos não se encontram apenas na boca e nos territórios faríngeos, mas também no tecido adiposo (gorduras), nos macrófagos, nas vias respiratórias e nas cavidades nasossinusais, na traqueia e nos brônquios, no trato gastrointestinal, no pâncreas, nos testículos, como é o caso dos receptores sensoriais do sabor amargo na pele.

Verificou-se também que os receptores de gosto amargo T2R38 regulam as defesas das mucosas do trato respiratório superior. [29,30]Estes receptores detectam secreções bacterianas tóxicas, que actuam não só nos pulmões mas também nas cavidades sinusais em caso de sinusite, tendo sido igualmente detectada a ativação destes receptores em situações de hiperglicemia .

[31, 32] O s receptores olfactivos também foram encontrados, neste caso, no cérebro, na pele, nos olhos, nos músculos, nas vias respiratórias, nos pulmões, no coração, no fígado, no baço, nos rins, no pâncreas, no cólon, nas células enterocromafins, na bexiga, na próstata, nos testículos, no sangue e no músculo esquelético.

Qual a importância destes receptores no mundo do paladar?

É surpreendente descobrir que aquilo que sempre tivemos como certo sobre os receptores sensoriais no nosso corpo, ou seja, que só os encontrávamos a exercer uma função concreta e específica em cada órgão, como os cones e bastonetes nos olhos, as papilas gustativas na língua, a temperatura, a pressão, na pele, as células olfactivas no nariz, etc., hoje sabemos que já não é assim, pois podemos encontrar estes receptores sensoriais em diferentes locais do nosso organismo, participando em funções totalmente diferentes daquelas que lhes eram exclusivamente destinadas.

No entanto, o mais inquietante não é o que foi dito acima, mas a intuição de que, se esses sensores sensoriais são capazes de participar em diferentes funções, coloca-se a questão: não estarão eles já a desempenhar essas funções, que são diferentes das que habitualmente entendemos, nos locais onde sempre estiveram exclusivamente localizados?

Por outras palavras, poderia acontecer, por exemplo, que um sensor olfativo (situado no nariz) ou um sensor gustativo (situado na boca) pudesse também gerir funções pulmonares, renais, cardíacas, etc., a partir da sua localização clássica, o que corresponde ao facto de serem activados por cheiros ou sabores. Mas há mais, poderíamos suspeitar que estes receptores, distribuídos pelos diferentes órgãos do nosso corpo, poderiam ser activados por estímulos clássicos que lhes pertencem, por exemplo, os receptores gustativos situados no intestino poderiam ser activados quando entram em contacto com determinados sabores; ou que os receptores de odores situados nos pulmões são activados ao desenvolverem uma função diferente da função olfactiva clássica.

Estas conjecturas deixaram de ser conjecturas, pois aquilo que descrevemos como acções possíveis está agora a acontecer como tal.

Estamos a ver o que significa descobrir os receptores gustativos. Fizemos referência ao sistema respiratório, entre outros, e como estamos no território do gosto, estamos a entrar no sistema digestivo, território apropriado para o mundo do gosto e das suas influências. [33]Tomamos como exemplo o sistema enteroendócrino (conjunto celular) distribuído por todo o sistema digestivo, que se liga ao sistema sensorial e, por conseguinte, faz parte do gosto, na medida em que a sua ligação modifica a "palatabilidade" de um nutriente, de um alimento ou de uma refeição para a pessoa. [34]Isto permite-nos, por exemplo, compreender a existência da preferência do açúcar em relação aos edulcorantes , e também nos ajuda a compreender que certos cheiros podem ser entendidos como aromas, uma vez que o gosto é, em suma, [(gosto + cheiro) x tato]. [3536]Ou os efeitos do sândalo (Fig.23) na regeneração dos tecidos capilares , ou o seu efeito na leucemia, reduzindo-a .

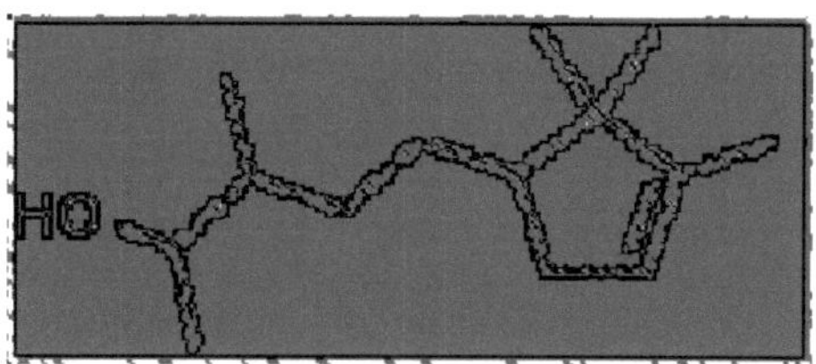

Fig. 23. Estrutura do sândalo

[3738]Ou, por exemplo, os efeitos disfágicos (alteração da deglutição) produzidos pela covid e a ação de certos aromas e cheiros como o mentol, que favorece a deglutição ao aumentar a frequência da deglutição ao reduzir o tempo entre a deglutição e a deglutição, um efeito que a água fria (23º) tem, mas em menor grau do que o mentol .

4[39]Um efeito semelhante é encontrado com a canela através do cinamaldeído (composto orgânico responsável pelo sabor e cheiro caraterísticos da canela), que associado ao ZnSO (sulfato de zinco) aumenta a frequência da deglutição (Fig.24).

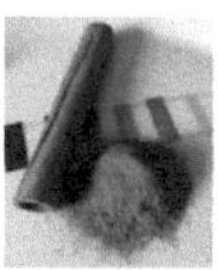

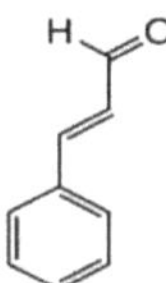

Fig. 24. A canela como adjuvante da deglutição

O tato é outra componente do gosto. Uma das formas de ativar os sabores é através do toque lingual elétrico. Assim, por exemplo, existe a possibilidade de realçar o paladar sem aumentar a presença de substâncias químicas, ou mesmo reduzindo a sua presença, como a perceção do sabor salgado com concentrações muito baixas de cloreto de sódio nos alimentos, ou de outros sabores, tudo isto conseguido através de estimuladores electrónicos, como é o caso dos desenhos feitos pelo Professor Dr. Homei Miyashita da Universidade Meijii no Japão, que conseguem, através de estimuladores electrónicos, a perceção do sabor salgado com concentrações muito baixas de cloreto de sódio nos alimentos, ou de outros sabores. Homei Miyashita, da Universidade Meijii, no Japão, que utiliza utensílios alimentares comuns (copos, tigelas, pratos, pauzinhos), aos quais ligou sistemas de corrente de intensidade muito baixa para aumentar estas percepções.[40, 41] Esta tecnologia pode ser descrita como uma tecnologia que aumenta a realidade (Fig. 25 e 26).

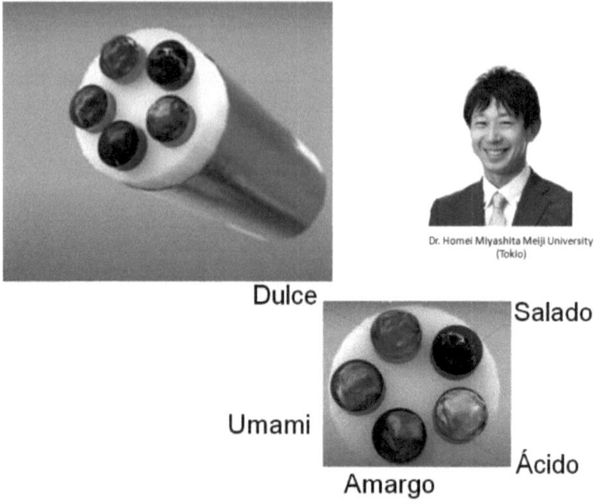

Fig. 25: Desenho do estimulador de sabor do Dr. Homei Miyashita, que, quando colocado na língua, permite a perceção de diferentes sabores.

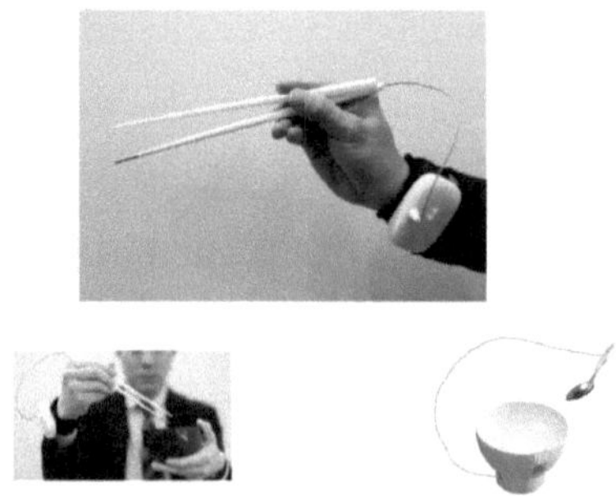

Fig. 26. Projeto do Dr. Homei Miyashita de pauzinhos estimulados pelos eleitores. Estes pauzinhos estão ligados a uma bateria, cujo circuito está ligado à tigela de comida, que é segurada na outra mão, e o circuito é fechado quando a comida é colocada na boca.

7-Transgusto, Paladar Gestado, Microbioma e Fármacos-.

Temos alguns novos aspectos e conceitos sobre o mundo do gosto, como o "Transtaste", o "Gosto Gestado", o Microbioma e o "Pharmaco-Taste" (Fig. 27).

-Transgusto

-Gusto Gestado

-Microbioma

-Farmaco-Gusto

Fig. 27 Novas dimensões do gosto e do sabor

O que é que se entende por transtaste? O transtaste consiste em ter em conta a perceção de que os outros sentidos, para além do paladar, contribuem para o gosto. Se fizéssemos a experiência de anular todos os sentidos exceto o gosto, aperceber-nos-íamos da pobreza do sentido do gosto quando o isolamos dos outros sentidos. Explicámos que o gosto faz parte do sabor, que é construído pela combinação da ação dos outros sentidos. Se imaginarmos colocar um pedaço de maçã na boca, podemos perceber que ela tem uma forma (visão), um cheiro (olfato), tem uma dureza, um peso, uma temperatura (tato) e gera um ruído, um som (mastigação, insalivação). Por outras palavras, o gosto, que faz parte do sabor, depende, para o seu bom funcionamento, da participação dos outros sentidos. Na medida em que os outros sentidos, e não apenas o sentido do gosto, são alterados, o gosto é modificado. Podemos variar o sabor modificando os outros aspectos que participam nos outros sentidos. Se colorirmos um vinho branco para que se pareça com um vinho tinto, será percepcionado como um vinho tinto, se, de olhos vendados, retirarmos (anularmos) o som estaladiço das batatas fritas aplicando um som nos ouvidos que não nos permita ouvir o estaladiço das batatas fritas, não as identificaremos como batatas fritas quando as pusermos na boca e as mastigarmos. Mas isto não é apenas verdade para o paladar, é verdade para todos os outros sentidos em relação uns com os outros. Isto significa que não só o sentido do paladar, mas todos os sentidos são co-construídos e dependem uns dos outros.

Torna-se claro que o conceito de transtaste é sobre o gosto navegando através dos outros sentidos e sendo imbuído com as caraterísticas de todos os outros sentidos, é, portanto, uma Codificação, tal como a descrevemos na introdução deste livro.

Se mergulharmos ainda mais fundo no mundo dos sentidos, o que é que vamos descobrir? Descobriremos que ao território dos cinco sentidos clássicos, temos de acrescentar pelo menos mais 5 sentidos. Estes outros sentidos são: o equilíbrio, a dor, a pressão, a concentração e o sentido cronobiológico; assim, podemos dizer que temos 10 sentidos (Fig.28).

¿Qué descubriremos más?

10-Sentidos

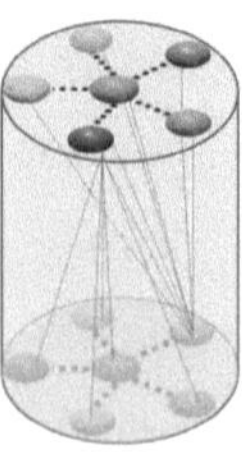

Fig. 28 Temos mais do que 5 sentidos, temos 10 sentidos que estão interligados e se influenciam mutuamente.

Se tentarmos descrever estes outros cinco sentidos, descobriremos que: O sentido do equilíbrio é aquele que nos permite conhecer a estabilidade do nosso corpo e o seu movimento (se está imóvel, se vira para um lado ou para o outro, se acelera, se trava, se sobe, se desce, se anda para a frente ou para trás, etc.).

A sensação de dor informa-nos de alterações estruturais e/ou funcionais do organismo.

O sentido da pressão é responsável por detetar a pressão exercida pela matéria nos seus três estados habituais (sólido, líquido e gasoso), ou seja, a pressão exercida por toda a matéria sólida ingerida por nós, como o volume de alimentos no nosso estômago, o mesmo acontece com a incorporação de líquidos no nosso corpo, como ocorre na bexiga de urina quando está cheia, ou a pressão sanguínea, e no caso da pressão exercida pelos gases no nosso corpo, a nível pulmonar, gástrico e intestinal. Estes são apenas alguns exemplos.

Se olharmos para a direção das concentrações, temos também de

entram também nos três estados da matéria, sólido, líquido e gasoso, como seria o caso da concentração de sais no nosso corpo, de hormonas como a insulina, de neurotransmissores como a dopamina, e nos líquidos teríamos a dissolução da glicose, ou das proteínas, enquanto nos gases seria a concentração de oxigénio, dióxido de carbono, azoto, etc.

Por último, mas não menos importante, temos o sentido Cronobiológico, que é responsável pela regulação do nosso relógio biológico. Este sentido diz-nos em que altura do dia estamos e, portanto, quais as funções mais importantes a realizar em cada momento, uma vez que o nosso corpo modifica a sua sensorialidade de acordo com a hora do dia, o mês, a estação do ano e a idade.

Em suma, e por outras palavras, cada um destes cinco sentidos influencia e modifica as capacidades dos outros cinco sentidos, entre eles: o paladar. De facto, existem mais sentidos do que os que aqui expusemos, mas não vamos falar deles para não complicar a compreensão do paladar, mas podemos desde já dizer que o sentido do paladar é um "Transtaste Multissensorial".

Se formos um pouco mais longe, e retomando o fio de um dos filtros mencionados no primeiro capítulo, podemos ver que a construção do sentido do paladar se dá durante a gestação e, com base neste conhecimento, podemos descrever a influência da mãe sobre o futuro indivíduo nas fases embrionária e fetal da gestação no que diz respeito ao paladar. O gosto é, portanto, uma das áreas que são influenciadas (educadas) pelos apetites e influências maternas durante a gestação. *O paladar*, que começa o seu desenvolvimento antes do olfato, é capaz de distinguir as diferentes nuances que recebemos na ingestão do líquido amniótico. Esta função é realizada através das papilas gustativas que se encontram na língua, no palato, na garganta, no esófago e até na laringe. É graças a estas papilas que distinguimos, por exemplo, entre o doce e o amargo, o que é evidenciado pela alteração da frequência da nossa deglutição no estado fetal. Assim, quando nos apercebemos de um sabor doce, temos mais movimentos de deglutição de líquido amniótico do que quando nos apercebemos de algo amargo.

Isto pressupõe que as nossas preferências gustativas já estão a ser definidas no estado fetal (Gosto Gestado). [42,43]O feto já é capaz de distinguir entre o sabor da couve (expressão facial desagradável) e o sabor da cenoura (expressão facial agradável), e entre o sabor do anis ou não.

[44]Também é capaz de perceber as texturas (duro-macio, liso-suave, áspero-macio, etc.) das substâncias em diluição que chegam ao líquido amniótico, para conhecer os diferentes sabores das diferentes substâncias que a nossa mãe incorpora no seu organismo, uma vez que o que a mãe come também pode chegar ao líquido amniótico. Além disso, toda a ingestão está rodeada de um estado emocional, afetivo (sentimentos) e de raciocínio. "As minhas emoções, sentimentos e raciocínio como mãe influenciam a perceção do gosto da criança que carrego", esta influência é feita de duas formas, a primeira é o grau de apetite que a mãe tem por um determinado tipo de alimento; se ela come frequentemente um determinado tipo de alimento, muito frequentemente os produtos da digestão desse tipo de alimento chegarão ao embrião/feto, através do cordão umbilical, e portanto o futuro bebé já terá uma aprendizagem para determinados alimentos; A segunda e mais importante forma é a transmissão, da mãe para o feto, das emoções positivas ou negativas produzidas por um determinado alimento, isto acontece através do efeito dos neurotransmissores e hormonas libertados pela mãe, quando esta experimenta o "agradável" ou "desagradável" do que come, pois as hormonas da sensação de (Dopamina, Serotonina, Ocitocina, Adrenalina) são diferentes das da sensação de "desagradável" (Cortisol). Ao circularem na corrente sanguínea, estas substâncias passam da mãe para o feto, causando-lhe os mesmos efeitos que a mãe: prazer ou mal-estar. Assim, quando ele nasce para a sua vida de bebé, a perceção de certos sabores vai provocar-lhe atração ou repulsa em função do que a mãe experimentou enquanto ele era um feto, ou seja: do que ele experimentou durante a sua vida fetal.

Mas, para além do que acontece durante a gestação, quando o feto passa para a fase de recém-nascido, constrói-se uma nova dimensão sensorial, uma nova forma de transtaste. Referimo-nos ao facto de os nervos dos sentidos, para além de terem a função de gerir a perceção do sentido que controlam, terem outras funções. [45]Se tomarmos os nervos envolvidos na função gustativa como o Nervo Facial, o Nervo Glossofaríngeo, o Nervo Vago e o Nervo Trigémeo, veremos, por exemplo, que o Nervo Vago, que capta o gosto da região faríngea, actua também sobre o ouvido, os pulmões, a artéria aorta, o coração, o esófago, o estômago, o fígado, o pâncreas, o intestino e a imunidade. Significa que todas estas acções estão ligadas ao paladar e vice-versa (o paladar está ligado a todas as outras funções). Este exemplo confirma, em primeiro lugar, que cada um destes nervos tem outras acções para além do paladar e, em segundo lugar, que estas acções são influenciadas pelo paladar e vice-versa. Assim, por exemplo, se em vez de nos referirmos ao nervo vago, nos referirmos ao nervo facial, que também participa no paladar, devemos incluir, para além do paladar, as funções sobre a musculatura da expressão facial e sobre o ouvido (audição). O nervo glossofaríngeo tem uma função sensorial geral sobre as amígdalas, a faringe, a trompa de Eustáquio (ouvido), o ouvido médio, o terço posterior da língua e o seio carotídeo (pressão arterial e química). Resta o nervo trigémeo, cujo território é muito extenso. É responsável pelo tato (pressão, temperatura, viscosidade, viscosidade, humidade, pungência, etc.) dos 2/3 anteriores da língua, tem também funções musculares, auditivas, perceção da dor, glândula parótida, músculos da mastigação, musculatura e sensibilidade dos olhos, nariz, testa, mandíbula, dentes, pele do rosto, zona anterior da cabeça e região intracraniana (dura-máter).

A ligação entre o sentido do gosto e outras funções corporais é, portanto, clara.

Mais tarde, na vida extra-uterina, a atração ou a rejeição serão moldadas por influências culturais (família, amigos, etc.) que modificarão o grau de apetite por certos tipos de alimentos.

O nosso sentido do paladar, que, como já vimos, está ligado ao olfato, ao tato, aos outros sentidos, ao resto dos órgãos do corpo, e agora acrescentamos que está ligado, em particular, ao nosso microbioma.

[13]O corpo humano contém, para uma pessoa de 70 kg, (3,72+ 0,8)x10 células no seu corpo, o que em números redondos é cerca de 40 mil milhões/70 kg = 4 mil milhões/7 kg = 4000 milhões/7g = 571 mil milhões/grama de células, das quais entre 86 mil milhões e 100 mil milhões estão no cérebro. [46,47,48,49]A maioria destas células é renovada quase de 10 em 10 anos. Presume-se que existam cerca de dez bactérias por cada célula e cerca de dez vírus por cada bactéria no nosso corpo. Podemos fazer uma comparação para ver as proporções, neste caso, entre a dotação microbiana de uma pessoa e a quantidade de células que possui em geral, em comparação com o número de neurónios (Fig.29).

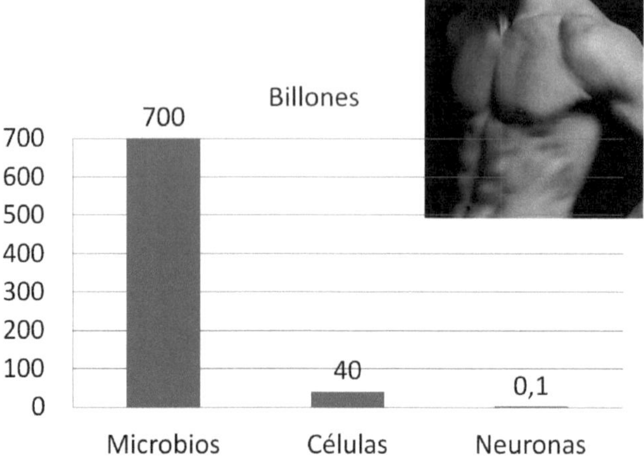

Fig. 29. O nosso corpo contém cerca de 700 triliões de micróbios, enquanto o número médio de células no corpo é de cerca de 40 triliões de células, o que corresponde a cerca de 100 mil milhões de neurónios no cérebro.

A nossa dotação microbiana, o nosso microbioma global contém, para além do microbioma externo localizado na pele, o microbioma interno localizado no sistema digestivo. A genética que possuímos, juntamente com os nossos hábitos (alimentares e não alimentares), condicionam as condições do nosso microbioma. O facto de o tratarmos bem ou mal terá repercussões no estado geral do organismo e da pessoa. A flora microbiana do nosso sistema digestivo, que vai desde a orofaringe até à região anal, encarrega-se de transformar o que ingerimos em produtos utilizáveis pelo resto do organismo, ao mesmo tempo que nos fornece vitaminas, enzimas, hormonas, etc., e guarda as toxinas. e guardam as toxinas. Quando maltratamos o microbioma digestivo, através de dietas incorrectas e estados de stress, o conjunto de micróbios que nos agradeceu o bom tratamento que tivemos com eles, deixa de colaborar na digestão (elaboração de nutrientes), deixa de nos fornecer vitaminas, enzimas, hormonas, etc., deixa de absorver toxinas e, o que é pior, inunda o nosso corpo com as toxinas que eles produzem.

Esta situação acaba por ter repercussões no resto do corpo e, consequentemente, nos sentidos, alterando, entre eles, o sentido do paladar. A este tipo de alteração do nosso microbioma, da nossa flora bacteriana, chama-se Disbacteriose Intestinal.

O ser humano pode viver graças à sua coexistência com o mundo microbiano. O equilíbrio mantido entre os dois permite o bom funcionamento de ambos.

Há, no entanto, uma ou mais circunstâncias que podem alterar o paladar, por diversas razões, e que vão atuar sobre o microbioma da pessoa. Trata-se do mundo do trabalho (trabalhar com determinadas substâncias químicas), da história clínica da pessoa (o conjunto de doenças que sofreu ou sofre) e, em particular, neste último ponto, há que ter em conta os medicamentos que toma, pois são a causa mais comum de alterações do paladar (disgeusias), neste último caso a sua ação é diretamente química sobre os receptores e sensores gustativos.

Resta referir os hábitos tóxicos, como o consumo de álcool, tabaco e outras drogas, como elementos que influenciam a perceção do gosto.

8-Da memória ao nojo (do oral ao moral)

Tudo o que foi aprendido ao longo da vida deixa um sedimento, uma borra a que podemos chamar memória. A memória engloba todas as dimensões do ser humano que se baseiam em acontecimentos do tipo estímulo-resposta. Alguns destes acontecimentos dão origem a experiências sensoriais que, por sua vez, provocam uma forma de resposta a que chamamos emoções, que estão na origem de sentimentos que serão o motor do raciocínio.

Com base no raciocínio, vemos que a mente gera pensamentos, que se transformam em ideias, que dão origem a crenças que, por sua vez, geram critérios, dos quais surgirão valores que serão os pontos de referência da pessoa sobre os quais se estabelecerão as suas atitudes, a partir dos quais se configurarão os seus hábitos (acções).

Esta longa cadeia de eventos é armazenada em formato de "memória", que é a base das memórias e da gestão de projectos.

[50,51,52]Existem diferentes tipos de memória que nos limitaremos a enumerar (Fig. 30). Esta complexidade de diferentes tipos de memória são os pilares que revestem as nossas memórias e nos permitem fazer projectos a partir da nossa experiência.

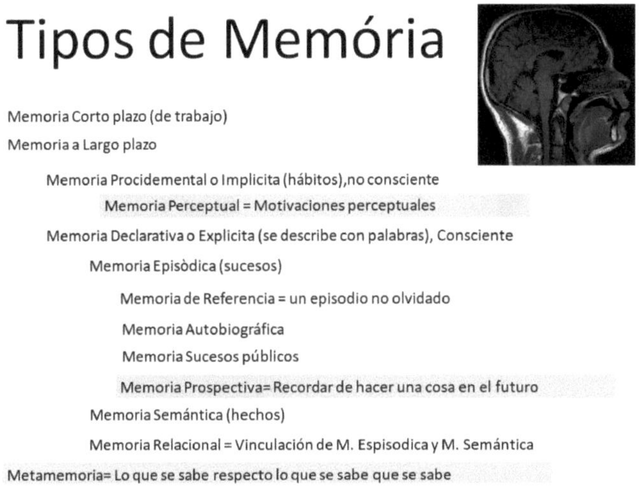

Tipos de Memória

Memoria Corto plazo (de trabajo)
Memoria a Largo plazo
Memoria Procidemental o Implicita (hábitos),no consciente
Memoria Perceptual = Motivaciones perceptuales
Memoria Declarativa o Explicita (se describe con palabras), Consciente
Memoria Episòdica (sucesos)
Memoria de Referencia = un episodio no olvidado
Memoria Autobiográfica
Memoria Sucesos públicos
Memoria Prospectiva= Recordar de hacer una cosa en el futuro
Memoria Semántica (hechos)
Memoria Relacional = Vinculación de M. Espisodica y M. Semántica
Metamemoria= Lo que se sabe respecto lo que se sabe que se sabe

Fig. 30 Diferentes tipos de memória. A amarelo, tudo o que depende do hipocampo (zona mais importante da memória), que é retrospetivo. A azul, tudo o que não depende do hipocampo.

As experiências gustativas ficam registadas na memória, juntamente com todas as outras experiências que a rodeiam, pelo que a apetência por um determinado sabor é procurada ou rejeitada de acordo com o registo mnésico (memória). Como podemos ver, e estamos a repetir, o gosto é cada vez menos o conceito clássico de perceção das sensações básicas, e mais os elementos que o rodeiam (Fig.31). Não é mais do que retomar o conceito de que a genética não existe por si só, mas depende da epigenética. É a unidade genético-epigenética.

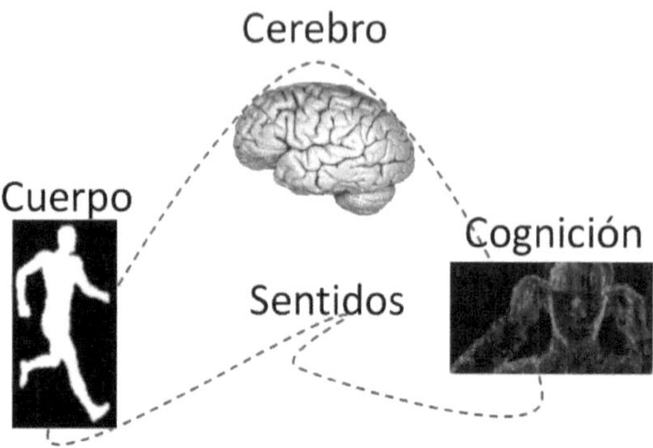

Fig. 31 O gosto é influenciado pelo que acontece com o corpo, o cérebro, os sentidos e o conhecimento.

A rejeição de um determinado sabor, devido à repugnância que um alimento pode produzir em nós, bem, este tipo de resposta de repugnância encontra-se na **ínsula anterior** do nosso cérebro. Também se provou que os centros cerebrais do "nojo" se situam no mesmo sítio que o sítio onde se gerem os "critérios morais", a **ínsula anterior**. [53,54]É nesta mesma zona cerebral que se situa a alexitimia, que consiste na dificuldade em descrever-se a si próprio por palavras, as suas emoções e os seus sentimentos (Fig. 32,33,34,35,36) .

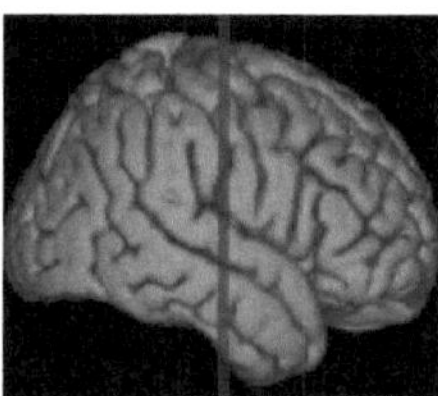

Fig. 32 A localização da ínsula é ao nível da linha vertical no seu terço inferior. O lado direito da imagem é a parte anterior do cérebro, e o lado esquerdo é a parte posterior. Esta seria uma pessoa a olhar para a direita.

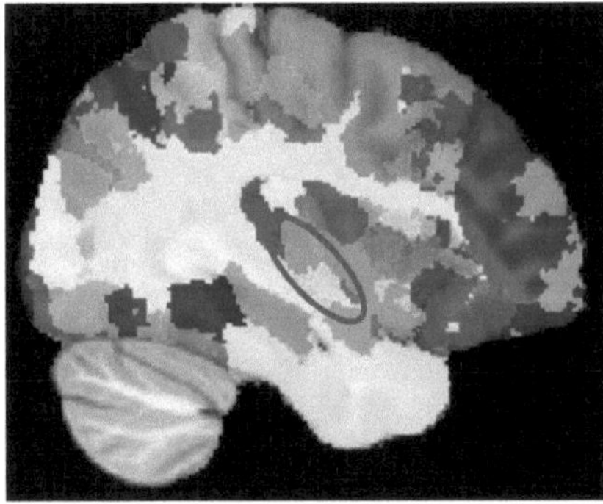

Fig. 33 Localização da ínsula (círculo vermelho) de uma pessoa que olha para a direita.

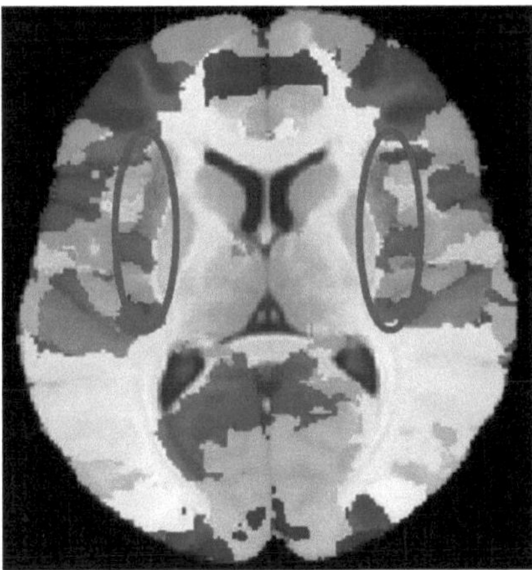

Fig. 34 Localização das duas ínsulas (círculo vermelho) no lado D e I. A parte superior corresponde à parte frontal ou anterior da cabeça, e a parte inferior corresponde à parte posterior da cabeça.

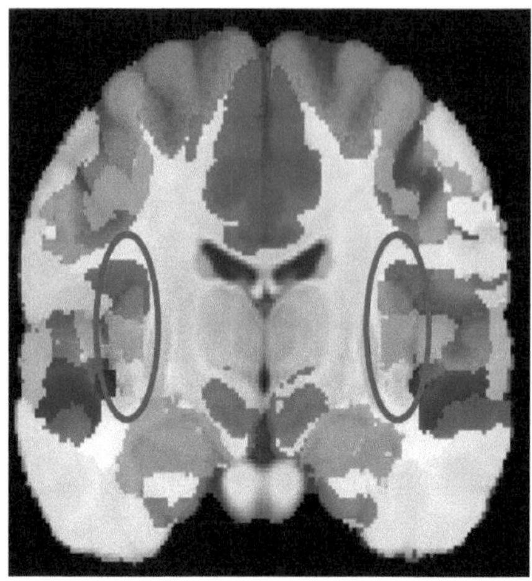

Fig. 35 Localização da ínsula (círculo vermelho). As duas ínsulas D e I, de uma pessoa que estaria a olhar para nós.

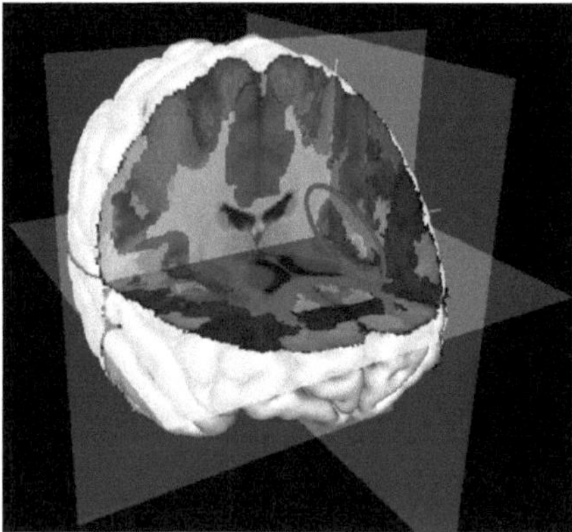

Fig. 36 Localização da ínsula (círculo vermelho) numa vista tridimensional de uma pessoa que estaria a olhar para nós.

Mas não é só o gosto, o nojo, a repulsa e a alexitimia que são geridos na ínsula, também a dor social (extensão evoluída da dor física) e a moralidade são processadas na mesma área.

[55]O nosso cérebro é capaz de distinguir entre um computador e uma pessoa, e fá-lo na ínsula, que é mais activada por uma pessoa do que por uma imagem de uma pessoa num ecrã de computador. É como se houvesse mais empatia por uma pessoa do que por uma imagem de uma pessoa. [56]A ínsula processa a agradabilidade ou a desagradabilidade de um Objeto, de um Acontecimento ou de um Sujeito; por conseguinte, existe uma ligação com a justiça, mais especificamente com a injustiça. A ínsula acima mostra aversão, injustiça, repugnância por fluidos corporais (beber a própria saliva), incesto ou homossexualidade em pessoas conservadoras. Assim, verificamos que o nosso cérebro mostra as nossas tendências científicas, filosóficas e políticas na mesma área que o gosto. O gosto está ligado tanto ao mundo físico como ao mundo mental (moral e ético).

9-Da oralidade à moral

Quando provamos, o que estamos a fazer é a ingestão de algo. Para que a ingestão seja correta, tem de haver digestão e excreção. **Ingestão-Digestão-Excreção constituem uma unidade (IDE)**. (Fig. 37).

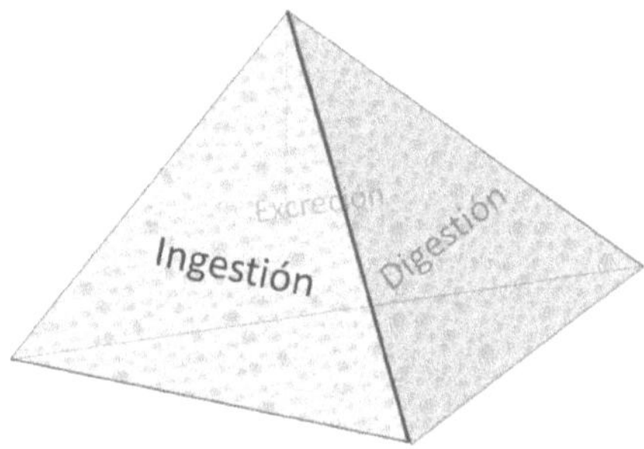

Fig. 37 Unidade IDE (Ingestão-Digestão-Excreção)

A ingestão oral não é a única forma de ingestão no nosso organismo. Temos a ingestão aérea (respiratória), a ingestão oral (sólidos e líquidos), a ingestão cutânea (sólidos, líquidos, gases, radiações), a ingestão sensorial (organoléptica), a ingestão afectiva (sentimentos) e o raciocínio (ideias) (Fig.38,39 e 40). (Fig.38,39 e 40).

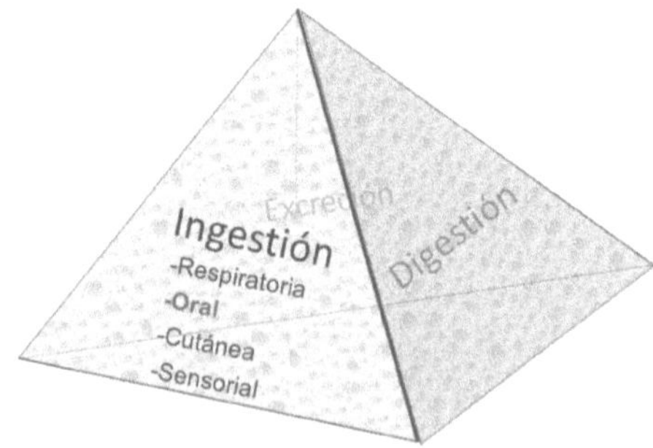

Fig. 38. Unidade IDE com todos os caminhos de entrada

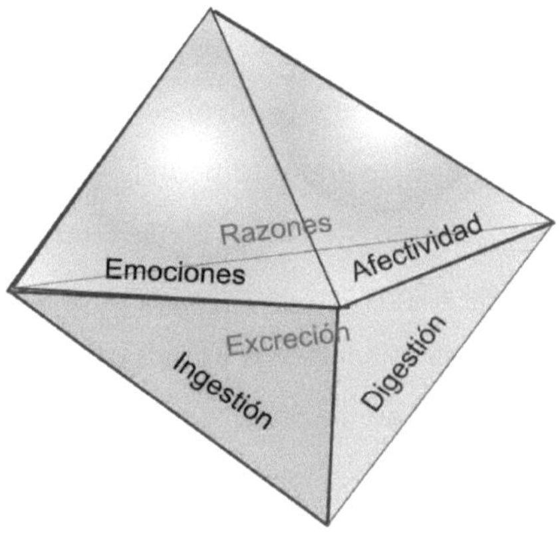

Unidade IDE ligada às ingestões, digestões e excreções das emoções, da afetividade e das razões.

Toda a ingestão deve ser processada (digestão) e os seus resíduos eliminados (excreção), sejam eles sólidos, líquidos, gasosos, radiações, emoções, sentimentos (afectivos) ou razões. O nosso metabolismo exige estas etapas, tanto a nível material como a nível cognitivo. O que ingerimos, seja de que forma for, é processado e não pode ser acumulado, apenas deve permanecer em nós sob a forma dos seus efeitos e influências, e o resto deve ser expelido. Se o que ingerimos como líquidos, sólidos e gases, processamos e eliminamos os seus resíduos, para não os acumularmos, as nossas emoções, sentimentos e razões têm de passar pelas mesmas etapas. Se não podemos acumular o que está em formato material, também não podemos acumular os formatos imateriais das nossas percepções, sejam elas sob a forma de emoções, sentimentos ou razões. Pela simples razão de que elas não cabem em nós. Só podem, em parte, ser armazenados sob a forma de uma memória do que aconteceu. O sentido do paladar sofre de tais estágios.

Neste ponto, e indo mais longe, podemos falar de "desgosto" (Distaste, ou alteração do gosto). Este conceito permite-nos referir-nos tanto a um mau gosto, do ponto de vista do sabor, como a um modo de agir, de fazer ou de realizar devido a uma má notícia. [57]O salto aqui é qualitativo, estamos a falar do nojo de uma barata, de um incesto, de uma defecação, etc., que activam o sistema de resposta emocional ao nojo, como a expressão não verbal, a náusea e a rejeição, que são geridos no mesmo território cerebral do gosto a que chamamos ínsula.

Se deixarmos para trás os conceitos clássicos que regeram o mundo dos sentidos e entrarmos na nova conceção de Perceção Sensorial, definida como a unidade de unidades **sensório-sensório-perceptivas** do nosso estado cognitivo que nos torna conscientes, podemos observar que os nossos órgãos sensoriais, incluindo o paladar, são responsáveis pela recolha de estímulos externos e pelo seu envio para os territórios sensoriais do cérebro onde podem ser processados sob a forma de perceção ("consciência do que está a acontecer"), Os órgãos dos sentidos, incluindo o paladar, estão encarregados de recolher os estímulos externos e de os enviar para os territórios sensoriais do cérebro onde podem ser processados sob a forma de perceção ("consciência do que está a acontecer"), razão pela qual os nossos sentidos devem ser vistos como parte da estrutura da consciência. Querer separar o órgão dos sentidos da sua área cerebral sensorial e da sua ligação à perceção é um grande erro, pois está demonstrado que existe uma influência recíproca entre os órgãos dos sentidos, as suas próprias áreas cerebrais e as outras áreas que transformam esta ligação numa perceção consolidada. Uma forma de compreender este mecanismo complexo é fragmentar o nosso funcionamento cerebral (artificialmente) em **7 sistemas** que têm um impacto em todos os sentidos, incluindo o paladar:

1-Audio-Ótico-Acústico **(AOA),**

2-Osculo-Oftálmico-Visual **(OOV),**

3-Naso-Pupilar-Pupilar Olfativo **(NPO)**

4-Gold-Faringo-Taste-Sapid, onde encontramos o sabor **(OFGS)**.

Aos quais há que acrescentar os seguintes sistemas:

5-Osteo-Tendinoso-Tendinoso-Musculo-Somático **(OTMS),**

6 - O Vascular-Hemático-Metabólico **(VHM),**

7-O Neuro-Psico-Emocional **(NPE)**.

Assim, a zona cerebral que constrói o gosto, o nojo e a moralidade estão ligados a estes 7 sistemas, cujo grau de otimização condicionará qualquer perceção. Dito isto, podemos perguntar-nos qual é o sentido de tudo isto, e a resposta é que a visão clássica obtida até agora, que não tinha em conta aspectos mais globais, como estas estruturas nos sistemas, não nos permitia compreender aspectos que apareciam acompanhando certas respostas, que fazem parte do gosto. Assim, o que entendemos por "gosto na boca" é ampliado não só pelo que acontece na boca e na garganta, mas também pelo que acontece no conjunto de receptores gustativos espalhados pelo corpo e nos blocos que mencionámos.

Ambas serão activadas pela estimulação do sentido do paladar, que começa com a visão do que vamos comer **(OOV)**, que se depositará na boca **(OFGS)**, chegará à zona retronasal **(NPO)**, à qual se junta o som do que comemos **(AOA)**, iniciando a mastigação e a deglutição **(OTMS)**, que fornecerá nutrientes **(VHM)** e acabará por afetar o sistema nervoso **(NPE)**, que, de uma forma ou de outra, terá impacto nas áreas cerebrais do paladar, que, de forma interligada, modularão o nojo, a moralidade e a justiça.

Se nos colocarmos no território, já não do gosto, mas da degustação, entendida como "provar ou degustar alimentos ou bebidas, geralmente com prazer", temos de ter em conta os efeitos de três padrões que são a unidade Corpo-Mente-Espírito; "Corpo, entendido como o estado estruturado de uma matéria e da sua função, Mente entendida como o estado estruturado do pensamento, e Espírito, entendido como um estado estruturado filosófico-religioso" (Fig. 40). Pode parecer estranho falar nestes termos a propósito de algo tão "prosaico" como a alimentação. Voltemos ao facto de que o conceito de comer (ingestão) exige a digestão e a excreção, o que é uma dinâmica útil a todos os níveis humanos.

A abertura a este novo nível constitui o quadro último em que se constrói a consciência de si e do seu ambiente, que permite um estado de orientação da pessoa em relação ao lugar, ao tempo e à situação, e que em medicina se designa por **"sensorium"**. O sensorium é influenciado pela unidade Corpo-Mente-Espírito, que por sua vez é influenciada pela perceção do sentido do gosto, do nojo, da moralidade e da justiça (Fig.41).

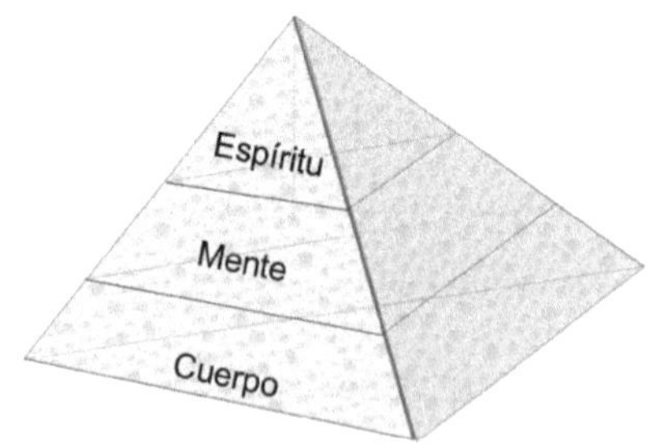

Fig. 40 - Pode parecer estranho, mas é impossível que as condições do Corpo-Mente-Espírito não influenciem a elaboração do gosto e da degustação.

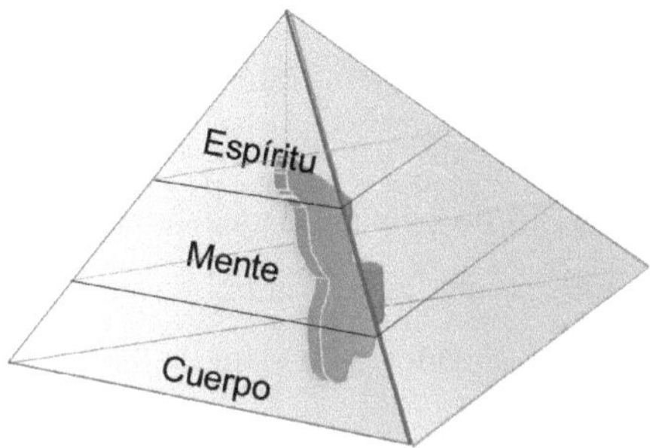

Fig. 41 A unidade corpo-mente-espírito faz parte da construção do gosto e do desgosto. Inversamente, o que acontece ao nível do corpo, da mente e do espírito da pessoa tem um impacto na perceção do gosto e do desgosto.

10-From Dysgeusia to Disgust/From Disgust to Dysgeusia

Em resultado de todo o conhecimento que temos sobre o paladar, falar de alterações implica, no mínimo, referirmo-nos a lesões unilaterais, bilaterais, completas ou parciais das fibras nervosas (nervos cranianos) responsáveis pela perceção do paladar, o que faria parte da alteração do paladar (disgeusia), mas, como já referimos, devemos ter em atenção a visão alargada a territórios situados para além da boca, garganta e nariz, o que configuraria o nojo.

Vamos entrar nos territórios da alteração do gosto e do nojo, a partir de diferentes ângulos, para termos uma visão mais global. Uma forma concreta de compreender o território multidisciplinar que abrange o paladar, na boca, é o facto de este ser influenciado pelo nojo (as aversões que experimentamos) e vice-versa. A qualidade da saciedade na boca determina a qualidade da saciedade no resto do corpo (emoções, sentimentos e razões), ou seja, alterações do tipo "gosto" condicionam alterações do tipo "digestão" e vice-versa. Assim, se concebermos o Nojo como um estado emocional-sensorial-racional, devemos ter em conta que o gosto joga na mesma liga.

A importância deste conhecimento não é o número de descobertas específicas que são feitas, mas a conceção geral que fornece da visão global da nossa sensorialidade aplicada ao sentido do paladar. Esta visão fala-nos da interligação dos 12 pontos (filtros de perceção) representados na figura 2, que nos mostra os filtros de perceção, e que podemos agora contemplar, com uma orientação diferente na fig.42.

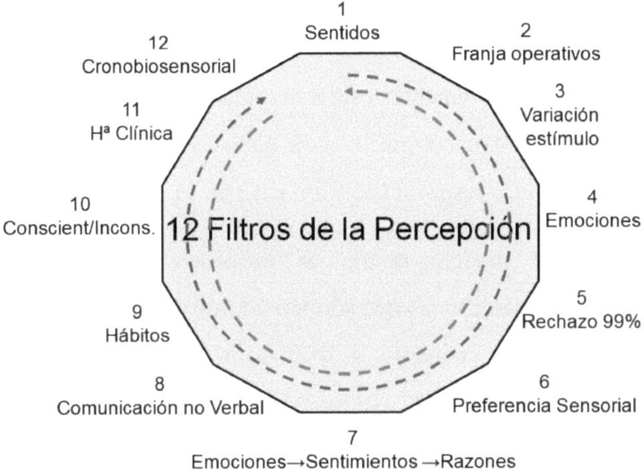

Fig. 42 Filtros perceptivos que actuam sobre o gosto

Se lermos o gráfico, de acordo com a linha vermelha a tracejado (no sentido dos ponteiros do relógio), percebemos que faz muito sentido. Dos sentidos percebemos que cada sentido (nº1) vai captar aquilo para que está preparado (nº2 = banda operatória) e que dentro dessa banda operatória, esse sentido só será ativado se houver uma variação do estímulo (nº3) e assim sucessivamente até chegar ao nº12; mas se fizermos uma leitura deste gráfico no sentido contrário (linha verde a tracejado) (sentido contrário ao dos ponteiros do relógio) surge uma nova interpretação, pois começaríamos pelo nº 12 (Cronobiologia) que nos estaria a dizer que dependendo da hora do dia e da estação do ano a nossa História Clínica modificaria o filtro nº11, que por sua vez modificaria os nossos estados de consciência (nº10)...e assim sucessivamente, iríamos retrocedendo, vendo como cada um destes filtros se modifica e modifica o seguinte, e assim seguindo a linha verde pontilhada, chegaríamos ao sentido, aos sentidos que também se modificariam. Agora que podemos ver em ambos os sentidos (Fig. 42), podemos perceber que estamos habituados a entender a fisiologia como uma unidade estímulo-resposta para alcançar um objetivo (do filtro nº1 ao 12), no entanto, está a ser sugerido que o que realmente acontece é exatamente o contrário: para alcançar um objetivo vamos à procura de um estímulo-resposta (do filtro nº12 ao 1).

[58]O primeiro modelo falaria da influência dos estímulos que recebemos e das consequências que surgem no nosso organismo e da forma como os assimilamos, enquanto o segundo modelo, que é atualmente proposto, consiste no facto de os nossos objectivos, as nossas metas, procurarem os estímulos que activam os sistemas para atingir a meta desejada.

Se aplicarmos tudo isto ao sentido do paladar, podemos não só vislumbrar, mas também afirmar que o sentido do paladar está ligado e depende de cada um dos processos que temos vindo a discutir. Esta visão é como dizer, por exemplo, em relação ao sal e ao seu sabor salgado: "O meu objetivo é obter benefícios para o meu corpo, para a minha saúde, para a minha perceção, e para isso tenho de procurar, encontrar e utilizar um determinado estímulo, que neste caso seria o sabor do sal". Ou o que é o mesmo: concebo um objetivo e procuro o estímulo que me ajuda a atingi-lo, em vez de dizer: procuro um estímulo que me dá um objetivo, o que corresponderia a "procuro o sabor do sal para atingir um estímulo para ver que resultado me dá".

11-Uma abordagem ao diagnóstico

Podemos começar com a metodologia clássica baseada numa boa história clínica, cuja parte principal será a anamnese (interrogatório), onde devemos saber que perguntas fazer para obter a informação que nos guiará para a etiologia (causa) do processo.

[59]Começaremos por uma anamnese geral: sexo: idade, ambiente, trabalho, hábitos, história clínica (médica por aparelhos e sistemas, cirúrgica e terapêutica). Seguir-se-á uma anamnese específica sobre a perturbação do paladar (disgeusia), que pode ser súbita, lenta, permanente, cíclica, etc. Descobrir a que é que o doente pensa que ela está ligada (mais frequentemente do que nós pensamos, o doente tem razão), discernir se se trata de uma perturbação do olfato ou do paladar (se for o olfato que estiver alterado, o doente dirá que o café é amargo, doce ou não, consoante tenha sido adicionado açúcar e esteja quente, o gelado é frio e doce, o vinagre ou o limão são ácidos, a aspirina é amarga, etc.), mas se for o paladar que estiver alterado, o doente dirá que o café é amargo, doce ou não, consoante tenha sido adicionado açúcar e esteja quente, o gelado é frio e doce, o vinagre ou o limão são ácidos, a aspirina é amarga, etc.).), mas se for o paladar que estiver alterado, não terá nenhuma destas sensações, ou apenas algumas delas, e pode até ficar com uma ferida na língua devido a picadas provocadas pela anestesia da língua sem ter o paladar afetado, devido à lesão das fibras nervosas do tato. Passaremos então a investigar o que se passa nos 7 sistemas e nos 3 níveis. A descoberta de alterações nestas áreas permitir-nos-á descobrir o tipo e o grau de "nojo" que está escondido e que pode estar a dar origem a um certo tipo de "nojo", que está a influenciar a perceção do gosto "clássico".

O segundo passo é o exame físico da cavidade orofaríngea, seguido do exame do resto dos órgãos e das zonas otorrinolaringológicas, para excluir processos distantes como obstruções óticas (corda timpânica), nasais (trigémio) ou laríngeas (envolvimento do IX nervo craniano), etc. .

A terceira etapa consiste em testes específicos sobre o paladar e o olfato, sem esquecer este último, uma vez que é necessário discernir patologias ocultas do olfato que possam ser interpretadas como alterações do paladar (isto acontece normalmente quando se confunde paladar com sabor. O gosto, como já explicámos, é a perceção de caraterísticas sápidas como a doçura, o salgado, a acidez, etc., enquanto o sabor é a combinação de gosto + cheiro), razão pela qual a olfatometria e a gustometria serão necessárias. A gustometria deve explorar a função quimio-sensorial (sabores azedo, doce, amargo, salgado, umami) através de um quimiogustometro. [60]A função somatossensorial (tato) deve também ser explorada através de um gustometro eletrónico, a função neurovegetativa através de uma anamnese e de exames clínicos e, por fim, a função neuropsicológica através da ressonância magnética do paladar.

A quarta etapa inclui exames complementares como a TAC nasossinusal, a RMN cerebral, a sialografia, as análises gerais e sialoanalíticas e todas as explorações necessárias em função da etiologia suspeita (ouvido, refluxo gastro-esofágico, etc.).

A quinta etapa consiste em estabelecer, com base nos exames, um diagnóstico de certeza ou, na falta deste, de probabilidade. Graças à exploração do paladar, pode ser dada uma orientação diagnóstica, sem esquecer que a disgeusiasmo é maioritariamente descoberta a partir de distúrbios olfactivos (apenas 13% das pessoas que dizem ter perdido o paladar o perderam realmente, pois confundem a perda do aroma com a perda do paladar).

Com os dados obtidos no exame, podemos agrupar as diferentes etiologias por sistemas, que podem ser hereditários, congénitos, neurológicos, psiquiátricos, otorrinolaringológicos, do trato respiratório inferior, digestivos, cardiovasculares, nefro-urológicos, endócrino-sexuais, neuromusculares, reumáticos, hematológicos, imuno-alérgicos, dermatológicos, traumáticos, tóxicos (medicamentos, hábitos, trabalho, ambiente), etc.[61,62] Existem cerca de 200 causas que alteram o paladar.

Da exploração do gosto, que como vimos não é exclusivamente gustativa, podemos encontrar **a "nosogeusia"** que trata da patologia do gosto em geral, ou a alteração específica chamada **"disgeusia",** o défice parcial: **"hipogeusia"**, e o défice total: **"ageusia"**. O excesso: **"hipergeusia"**, as distorções: **"parageusia"**, as de mau gosto: "**cacogeusia**", quando um gosto é interpretado por outro (gosto doce em alimentos apenas salgados): **"ilusão gustativa**", quando o gosto é mascarado pela predominância de outro gosto (por exemplo, tudo, ou a maior parte das coisas tem gosto amargo): **"phantogeusia"**, quando há medo de certos gostos devido a experiências desagradáveis: "**geusiafobia**", e quando há a perceção de um gosto por outro gosto: **"phantogeusia", "phantogeusia", "phantogeusia", "phantogeusia"**, **"phantogeusia"**, **"phantogeusia"**, **"phantogeusia"**, **"phantogeusia"**, **"phantogeusia"**, **"phantogeusia" e "phantogeusia".** e quando há uma perceção de um sabor em resposta a um estímulo não gustativo: **"alucinação gustativa"**.

A exploração gustativa pode, assim, ser utilizada para oferecer uma terapia e o seu acompanhamento. As técnicas instrumentais de medição do gosto baseiam-se em parâmetros de perceção da intensidade, perceção dos limiares, capacidade de identificação e discriminação, através de diferentes medidores do gosto que podem ser de cinco tipos principais a) avaliação subjectiva, que vão desde as substâncias químicas (doce, salgado, azedo, amargo, bitter, umami) na forma seca ou diluída ou tátil-eletrónica (electrogustometros); b) avaliação objetiva onde encontramos os Potenciais Evocados Electroencefalográficos do Paladar (PEEGG), ou Magnetoencefalografia (MEG) ou Potenciais Evocados Gustatórios (PEG), Ressonância Magnética Funcional (fMRI), Tomografia por Emissão de Positrões (PET), etc., [63]e c) objetivação de experiências subjectivas com as quais se aplicam escalas psicofísicas e explorações de sensações por estimulação de toda a cavidade oral, d) explorações morfo-histológicas (exames videomicroscópicos da língua), e) por estimulação de territórios neurais, etc.

[64]Podem ser utilizados para o estudo de processos patológicos, que podem basear-se no tipo de estímulo (pontual ou sustentado) ou em aspectos espaciais: a) de toda a cavidade orofaríngea ou apenas de zonas geográficas específicas (direita, esquerda, anterior, posterior, apenas língua, apenas palato, etc.), b) de tipos específicos de papilas (fungiformes, cálice, foliadas, etc.), c) apenas de zonas específicas de terminais nervosos (por exemplo, o par V para a sensibilidade geral dos terminais nervosos).), b) de tipos específicos de papilas (fungiformes, caliciformes, foliadas), c) apenas de áreas específicas de terminais nervosos, por exemplo, o par V para a sensibilidade geral dos 2/3 anteriores da língua (tato, texturas, prurido, dor, dureza, viscosidade, etc.), ou o par VII para a sensibilidade geral dos 2/3 anteriores da língua (tato, texturas, prurido, dor, dureza, viscosidade, etc.).), ou do VII par para a sensibilidade gustativa (doce, salgada e azeda) nos 2/3 anteriores da língua, e do IX par para o estudo da sensibilidade geral do 1/3 posterior da língua e do paladar (amargo) e também da zona faringo-laríngea-esofágica, onde também existem terminais gustativos, do X par para a sensibilidade geral, d) estudo das vias sensoriais gustativas (da língua ao córtex). Os estudos podem ser efectuados por idade, sexo e

estudos neuropsicológicos, neuropsiquiátricos, forenses. Cada um destes sistemas de exploração gustativa exige a adaptação das substâncias em função dos hábitos culturais (há culturas com pouco hábito de utilizar sal, ou culturas com muito hábito de ingerir doces, etc.).

O estudo gustométrico não se esgota nos pares cranianos e nos hábitos sociais, é necessário analisar a situação das vias neurovegetativas (simpático-parassimpáticas) que são veiculadas pelos diferentes pares cranianos, bem como a motricidade linguo-faríngeo-laríngeo-esofágica (pares V, IX e XII) onde se concretizam a mastigação e a deglutição, Uma vez que o gosto está ligado a estas funções, isto significa que a mastigação e a deglutição dependem da sensibilidade geral, da sensibilidade específica e da função neurovegetativa; e, inversamente, a sensibilidade geral e a sensibilidade específica dependem da função motora e da função neurovegetativa.

Qualquer que seja o método utilizado para a exploração gustativa, é necessário ter em conta que qualquer modelo de gustometro apresenta limitações particulares, em função da sua conceção, e limitações gerais devido ao âmbito do território que explora. Assim, os provadores clássicos de estimulação manual são fáceis de utilizar, pouco dispendiosos do ponto de vista económico e com resultados precisos, mas tendem a perder a visão global, enquanto as últimas gerações de provadores informatizados proporcionam uma visão global, mas são complexos do ponto de vista da maneabilidade e muito mais dispendiosos, com tendência para apresentar deficiências locais. Dito isto, é evidente que ambos podem ser complementares.

Podemos constatar que o conjunto de explorações que apresentámos aqui se inscreve na metodologia clássica da exploração, uma vez que o estudo a) da **Ingestão-Digestão-Excreção, que constituem a unidade**

IDE, b) da **ingestão sensorial (organoléptica),** da **ingestão afectiva (sentimentos)** e do **raciocínio (ideias),** c) dos **7 sistemas (páginas 47 e 48)** e d) dos **3 níveis (Corpo, Mente e Espírito)** que exigiriam uma extensão da apresentação que fizemos tanto da exploração como do diagnóstico, ficam fora dela.

Como já foi referido, toda a ingestão, digestão e excreção estão ligadas. Quanto maior a ingestão, maior a digestão e maior a excreção, o inverso também é verdadeiro no sentido oposto: maior excreção significa maior ingestão e, portanto, maior digestão. Para além do facto de nem tudo ser ingerível, digerível e excretável, temos o problema da perda desta correlação, como ingerir muito e digerir pouco, ou comer pouco e digerir muito, ou comer muito, digerir muito mas excretar muito pouco, etc. Tanto assim é que qualquer abuso de excesso ou de falta de ingestão, de digestão e de excreção, em qualquer dos diferentes níveis acima referidos, altera o funcionamento dos nossos sentidos, incluindo, como sempre, o sentido do gosto. O paladar não é independente destes acontecimentos.

S12-3OIKO Menu de degustação

Vamos desenvolver uma visão global e definitiva do mundo do Gosto, da Degustação e da Deglutição. 7Estas três funções estão interligadas com aquilo a que chamamos os 7C's (C). C 7é a estrutura básica do prazer de comer. 77C refere-se à Cozinha, ao Cozinheiro, à Sala de Jantar, à Refeição, ao Comedor, à Clínica (da cozinha, do cozinheiro, da sala de jantar, da refeição) e ao Comer (Mastigar, Salivar, Engolir), e este C . 7O mundo do gosto está intimamente ligado a C , a atenção ao gosto implica o desenvolvimento dos sete territórios expostos. Além disso, o Paladar, a Degustação e a Deglutição não podem continuar sozinhos, devem estar em harmonia com o ambiente.

SImaginemos que estamos a caminhar pela rua, à procura de um restaurante para saciar a nossa fome, vemos um que nos atrai pelo nome: Restaurante "3OIKO", nunca o tínhamos visto antes, parece novo e a nossa curiosidade em saber mais sobre ele, leva-nos a entrar para descobrir e satisfazer a nossa experiência gastronómica. Perguntamos se podemos comer, dizem-nos que sim e oferecem-nos uma mesa, onde nos sentamos. Pouco depois, ele traz-nos o menu onde encontramos a ementa que diz:

"Bios Oikologicós starters".

Segundo: "Prosopon Oikoumené style".

"Sobremesas Oikonomikos Glykýs".

Não demora quase nada a trazer-nos a entrada Bios Oikologicós, e como não sabemos o que raio é cada um dos pratos da ementa, que, por uma questão de discrição, no início, não gostámos de perguntar de que eram feitos, e aconchegando-nos com o truque de nos deixarmos surpreender, pedimos-lhe que nos explique. Ele diz-nos que o nome da entrada vem do grego βίος (Bios) que significa "vida" e da palavra grega οἶκος (Oikos) que significa "casa", o lugar onde se vive e de onde vem a palavra grega οἰκολογία (oikologia) que conhecemos como **"Ecologia"**, é um prato que nos fala da vida a nível ecológico. O segundo prato é o Prosopon ao estilo Oikoumené, cujo nome também vem do grego πρόσωπον (Prosopon) que significa "pessoa", e da palavra grega οἰκουμένη (Oikouménē) que também contém o prefixo "oiko" e significa "terra habitada" e que conhecemos com a palavra "Ecuménico", sendo a ideia **"Pessoa Ecuménica"**. Neste caso, o prato refere-se à terra habitada pelos seres humanos. O último prato, a sobremesa de nome Oikonomikós Glykós, vem da mesma língua que os anteriores, é composto por oîkos "casa" e νέμειν (némein) que significa "distribuir", "administrar" e de onde surge οἰκονομία (Oikonomia) que conhecemos como **"Economia",** enquanto γλυκός (Glykós) significa "doce"**.** É uma sobremesa que nos quer lembrar que a economia, a administração, não tem de ser algo duro e desagradável, mas sim amável.

Assim, verificamos que ingerimos os componentes de um menu elaborado a partir da visão do Ecológico, do Ecuménico e do Económico. Logo percebemos que tal articulação argumentativa deve ser aplicada ao saber do gosto, do qual já escrevemos.

Hoje em dia nada é poupado, nem mesmo as nossas funções sensoriais, aos efeitos Ecológicos (do ambiente degradado), Ecuménicos (dos seres humanos desumanizados) e Económicos (da escassez). A nossa sensorialidade, os nossos sentidos e, entre eles, o paladar, estão a ser afectados pela falta de respeito pelo ambiente, pela falta de respeito pelo ser humano e pela falta de respeito pelas matérias-primas e de base para todos. Vejamos um exemplo no qual nos centraremos brevemente na circunstância de uma das alterações que não permite que a pessoa que sofre dela possa desfrutar, não do menu que descrevemos, mas de qualquer menu, pois é uma das alterações mais importantes envolvidas nos distúrbios alimentares, é a Disfagia.

Por um lado, sabemos que pelo menos 200 doenças foram diagnosticadas com perturbações do paladar e, por outro lado, temos o exemplo de uma doença conhecida como "disfagia", que se caracteriza por uma alteração da dinâmica da deglutição e que acompanha frequentemente outras causas de perturbações do paladar.

A "disfagia" deve ser entendida como uma alteração da capacidade de engolir que leva a complicações como tosse, engasgamento, aspiração, doença pulmonar, desnutrição, défice cognitivo e deterioração da qualidade de vida. [65]Estima-se que 1 em cada 17 pessoas (5,8%) da população mundial sofra ou venha a sofrer de algum grau de disfagia durante a sua vida, o que significa que, para a população atual do nosso planeta de 8.181.649.380 pessoas (maio de 2024), existem cerca de 474.535.664 pessoas com disfagia. [66]Existem vários estudos em cada país que mostram a taxa de afetação, por exemplo, nos EUA, existem, segundo diferentes relatórios, entre 2% e 20% da população com afetação disfágica. Trata-se de uma alteração grave que dificulta a apreciação do gosto, a degustação, o sabor e a deglutição. Vale a pena considerar, de acordo com o conjunto de parâmetros acima expostos, que tipo de acções podem ser implementadas para cuidar das pessoas que sofrem desta patologia.

[767]Sabemos que a principal ferramenta para a sua atenção, dentro do C , é o conjunto de caraterísticas físicas do alimento a ser ingerido, e especificamente sabemos também que a mais importante dessas caraterísticas é o grau de viscosidade, que o alimento a ser ingerido deve ter, [7]dependendo do grau de disfagia da pessoa e do seu estado geral, sem

esquecer que no C encontramos a Cozinha, o Cozinheiro, a Sala de Jantar, a **Comida**, o Comedor, a Clínica (da cozinha, do cozinheiro, da sala de jantar, da comida) e a **Alimentação** (mastigação, salivação, deglutição).

Refiro-me a esta patologia como um exemplo de tudo o que deve ser incluído no estudo do gosto. A disfagia é um exemplo claro de um território onde todos e cada um dos elementos expostos do conhecimento atual sobre o mundo do gosto podem ser aplicados.

Educar os nossos sentidos é uma tarefa crucial, porque significa que deve ser feita de uma forma Ecológica, Ecuménica e Económica. [SS]Vamos finalizar com uma visão geral do paladar, que é alterado quando não fazemos alusão a 3OIKO , quando isso acontece, quando não agimos sobre 3OIKO , surgem novas alterações no ser humano, que obviamente deixam o paladar alterado, são um exemplo disso:

A eco-ansiedade, entendida como o medo crónico de sofrer um cataclismo ambiental. A experiência da destruição do ambiente é a causa dos meus níveis de ansiedade.

[68]Solastalgia" , termo cunhado por Glenn Albrecht, que a definiu como o conjunto de distúrbios psicológicos que ocorrem numa população nativa após alterações destrutivas no seu território, quer em resultado de actividades humanas, quer em resultado do clima. Também cunhou o termo "Somaterratica", entendido como o estudo dos aspectos patológicos, como problemas de pele, da desconexão com a natureza. Também cunhou o termo "Simbioceno" como uma relação positiva e simbiótica entre o homem e a natureza.

[69]S índroma de Uppgivenhets . Trata-se de um síndroma baseado num sentimento de resignação, resignação essa que aparece nas crianças e adolescentes refugiados na Suécia. Surge quando ficam a saber que as suas famílias vão ser deportadas para os seus países. E, finalmente, a síndrome de Hikikomori, que significa literalmente "retirar-se, ficar isolado", é uma perturbação mental que leva ao isolamento social do doente. [70]Está geralmente associada a psicose, ansiedade, depressão.

[S]Neste tipo de alteração, o que é evidente é a rutura dos princípios da 3OIKO com a alteração sensorial total. O nosso sentido do gosto faz parte de múltiplos territórios e como tal deve ser atendido. [S]A globalidade do sentido do gosto e as suas outras funções só podem ser sustentadas na dimensão 3OIKOS .

Bibliografia

1 Heckmann JG, Heckmann SM, Lang CJG, et al.Hummel T. Neurological Aspects of Taste Disorders. JAMA Neurologyc.2003 *Arch Neurol.* 2003;60(5):667-671. doi:10.1001/archneur.60.5.667

2 Isaacson W. Einstein: His Life and Universe (Biographies and Memoirs). Edt. Debate 2020

3 Köster, E P, Dgel J, Piper D. "Proactive and Retroactive Interferences in implicit Odor Memory". *Chemical Senses.* 2002.Vol. 27 Iss.3; pg 191.

4 Bensafi M, Rouby C, Farget V, Bertrand B, et al." Autonomic Nervous System Responses to Odours: the Role of Pleasantness and Arousal". Autonomic Nervous System Responses to Odours: the Role of Pleasantness and Arousal" *Chemical Senses. Oxford*: outubro de 2002. Vol. 27, Iss. 8; pg. 703

5 Owen A M, Coleman MR, Boly M. et al. "Detecting Awareness in the Vegetative State" (Detetar a consciência no estado vegetativo). Science. Vol 313, 8 de setembro de 2006.

6 Díez Noguera A. "Ritmos biológicos nos seres vivos". Chrono biologia, farmacologia, patologia, Editores: Tamargo J., Barberà JM. Ed. Mayo. 2005, p. 1-20

7 Miller, Inglis J. Jr. e Linda M. Bartoshuk. Taste bud distribution and spatial relationships (Distribuição das papilas gustativas e relações espaciais), pp. 205-234. Smell and Test in Health and Disease. Ed. por T.V. Getchell et al. Raven Press. New York. 1991.

8 Briand L e Salles C. Perceção e integração do gosto. Capítulo - dezembro de 2016 DOI: 10.1016/B978-0-08-100295-7.00004-9

9 Wilson-Pauwels L, Akesson EJ, Stewart PA. Spacey SD. Cranial nerves in health and disease (Nervos cranianos na saúde e na doença). Secd Edt. Edt. BC Decker Inc. 2002.

10 Delwiche JF, Lera MF e Breslin A.S. Selective Removal of a Target Stimulus Localized by Taste in Humans. Chem. Senses 25:181-187, 2000.

11 A investigação do Prof. Doron Lancet é apoiada pelo Jeans-Jacques Brunschwig Fund for the Molecular Genetics of Cancer; Crown Human Genome Center; Avraham and Judy Goldwasser Fund; e Alfried Krupp von Bohlen und Halbach Foundation. O Prof. Lancet é o titular da Cátedra Ralph e Lois Silver em Genómica Humana. Instituto Weizmann (2003, 12 de agosto). Weizmann Institute Scientists Report Why Taste And Smell Differences Among Individuals (Cientistas do Instituto Weizmann relatam por que o gosto e o cheiro diferem entre os indivíduos). SCIENCEDAILY. Recuperado em 26 de julho de 2010, de http://www.sciencedaily.com /releases/2003/08/030812073446.htm.2010

12 Kandel ER, Schwatz JH e Jessell TM. Olfato e paladar: os sentidos químicos. Principles of Neuroscience. Quarta Edt. Mcgraw-Hill, Interamericana: 624-647. 2001.

13 Purves D, Augustine GJ, Fitzpatrick D, et al. Chemical senses; 287-314. Convite à Neurociência. Edt. Médica Panamericana. 2004

14 Bartosshuk Linda M. Comparing sensory Experiencies Across Individuals: Recent Psychophysical Advances Illuminate Genetic Variation in taste Perception. Chem. Senses 25: 447-460, 2000.

15 Perceção e integração do gosto. Loic Briand e Christian Salles. Capítulo - dezembro de 2016 DOI: 10.1016/B978-0-08-100295-7.00004-9

16 Laugerette, F; Passilly-Degrace, P; Patris, B; Niot, I; Febbraio, M; Montmayeur, J. P.; Besnard, P (2005). "Envolvimento do CD36 na deteção orossensorial de lípidos alimentares, preferência espontânea de gordura e secreções digestivas". *Journal of Clinical Investigation* **115** (11): 3177-84. PMC 1265871. PMID 16276419. doi:10.1172/JCI25299.

17 Dipatrizio, N. V. (2014). "O sabor da gordura está pronto para o horário nobre?". *Fisiologia e Comportamento*. 136C: 145-154. PMC 4162865. PMID 24631296. doi:10.1016/j.physbeh.2014.03.002.

18 Wei ET, Seid DA (1983). "AG-3-5: uma substância química que produz sensações de frio". J. Pharm. Pharmacol. **35** (2): 110-2

19 Romera E,,Perena MJ.,,Perena MF. e Rodrigo MD. Neurofisiologia da dor. R e v. Soc. Esp. Dolor 7: Suppl. II, 11-17, 2000.

20 Sacre-Hazouri JA e Sacre L. Tosse crónica. Síndrome de hipersensibilidade reflexa da tosse. Rev Allerg Mex.;66(2):217-231. 2019.

21 https://www.researchgate.net/publication/51535853

Moran MM, Allen McAlexander M, Bíró T e Szallasi A. Transient recetor potential channels as therapeutic Nature Reviews Drug Discovery 601-620 August 2011 DOI: 10.1038/nrd3456

22 Ana Gabriela Medina Torres (Algologia, INCMNSZ). Revisão Bibliográfica: Canais TRP nociceptivos em múltiplas patologias da dor.

http://www.dolorypaliativos.org/dolorypaliativos/art386.asp

23 Brauchi S, Orta G, Mascayano C, Salazar M, Raddatz N, Urbina H, Rosenmann E, Gonzalez-Nilo F, e Latorre M*§ PNAS vol. 104 no. 24. 10246-10251. 12 de junho de 2007.

24 Galán Martínez C, Souto Cárdenas R D, Valdés García S, Minaberriet Conceirol E. Canais iónicos de Receptores de Potencial Transiente e o seu papel preponderante na terapia analgésica. Revista Cubana de Investigação Biomédica. 2015; 34(3):278-288

25 https://www.bionity.com/es/noticias/1172999/premio-nobel-de-fisiologia-o-medicina-2021-concedido-a-los-cientificos-estadounidenses-david-julius-y-ardem-patapoutian.html

26 Lee S-J, Depoortere I e Hatt H. Potencial terapêutico da receptores olfactivos e gustativos. NATURE Reviews | DRug Discovery Recensões. volume 18 | FEVEREIRO 2019 | 125. 2019

27 Mosingera B, Reddinga KM, Rockwell Parkera M, Yevshayevab V, Yeea KK, Dyominaa K, Lia Y, e Margolskeea RF. A perda genética ou o bloqueio farmacológico de genes de sabor expressos nos testículos causa esterilidade masculina. PNAS | 23 de julho de 2013 | vol. 110 | no. 30 | 12319-12324. 2013

28 Shaw L, Mansfield C, Colquitt L, Lin C, Ferreira J, Emmetsberger J, Reed DR. Expressão personalizada de receptores de 'gosto' amargo na pele humana PLOS ONE |https://doi.org/10.1371/journal.pone.0205322 17 de outubro de 2018.

29 Lee RJ, Xiong G, Kofonow JM, et al. T2R38 taste recetor polymorphisms underlie susceptibility to upper respiratory infection. The Journal of Clinical Investigation http://www.jci.org Volume 122 Número 11 novembro de 2012

30 Lee J, Kofonow JM, Rosen PL et al. Os receptores do sabor amargo e doce regulam a imunidade inata do trato respiratório superior humano. The Journal of Clinical Investigation http://www.jci.org Volume 124 Número 3 março de 2014.

31 Maßberg D e Hatt H. HUMAN OLFACTORY RECEPTORS: NOVEL CELLULAR FUNCTIONS OUTSIDE OF THE NOSE (Receptores OLFACTÓRIOS HUMANOS: NOVAS FUNÇÕES CELULARES FORA DO NARIZ). *Physiol Rev* 98: 1739-1763, 2018

32 https://invdes.com.mx/wp-content/uploads/2017/11/19-11-17-receptores-gustativos.jpg

https://mail.google.com/mail/u/0/?ogbl#inbox?projetor=1

33 Shahid RA Erdmann A. et al. Circuito neuroepitelial formado pela inervação de células enteroendócrinas sensoriais. J Clin Invest. 2015;125(2):782-786. doi:10.1172/JCI78361.

34 Buchanan KL, Rupprecht LE, Kaelberer MM et al A preferência pelo açúcar em detrimento do adoçante depende de uma célula sensora intestinal. Nature Neuroscience | VOL 25 | fevereiro 2022 | 191-200 | www.nature.com/natureneuroscience

35 Jérémy Chéret J, Bertolini M, Ponce L, Lehmann J, Tsai T, Alam M, Hatt H & Paus R. Olfactory recetor OR2AT4 regulates human hair. Crescimento. NATURE COMMUNICATIONS | DOI: 10.1038/s41467-018-05973-0

36 Manteniotis W, Wojcik S, Brauhoff P, Möllmann M, Petersen L, Göthert JR, Schmiegel W, Dührsen U, Gisselmann G e Hatt H.. Caracterização funcional da expressão ectópica de recetor olfativo 2AT4 na leucemia mieloide humana. Descoberta da morte celular (2016) 2, 15070; doi:10.1038/cddiscovery.2015.70
© 2016 Cell Death Differentiation Association

37 MartineMartinez A , Ortega O, Viñas P et al. A COVID-19 está associada a disfagia orofaríngea e desnutrição em doentes hospitalizados durante a vaga da primavera de 2020 da pandemia. https://doi.org/10.1016/j.clnu.2021.06.010.

38 Ebihara T, Ebihara S, Watando A, Okazaki T, Asada M, Ohrui T, Yamaya M &. Arai H. Effects of menthol on the triggering of the

swallowing reflex in elderly patients with dysphagia. Br J Clin Pharmacol. 62:3 369-371.2006.

39https://patentimages.storage.googleapis.com/39/f9/63/054e4ee79f4852/EP3119385B2.pdf

40https://www.meiji.ac.jp/cip/english/news/2020/enjsp3000000f32u.html

41 https://www.dailymail.co.uk/sciencetech/article-11644933/Japanese-scientists-develop-electric-spoon-zaps-tongue-enhance-foods-salty-taste.html

42 Beyza Ustun1 , Nadja Reissland1 , Judith Covey1, Benoist Schaal2 e Jacqueline Blissett3 Flavor Sensing in Utero and Emerging Discriminative Behaviors in the Human Fetus. Psychological Science *XX(X)*1-12. 2022

43Schaal B, Marlier L, and Soussignan R. Human Foetuses Learn Odours from their Pregnant Mother's Diet. Chem. Senses 25: 729-737, 2000

44 de Haro Licer J. Senso-perceção pré-natal. Pedagogia pré-natal da perceção sensorial. Edt. Autografía.2023.

45 https://www.nature.com/articles/d41586-024-01259-2?utm_source=Live+Audience&utm_campaign=52cfde5305-nature-briefing-daily-20240502&utm_medium=email&utm_term=0_b27a691814-52cfde5305-50955552

46 Azevedo F.A. C, Carvalho LR B, Grinberg L T, Farfel J M, Ferretti R E L, Leite R E P, Jacob Filho W, Lent R, Herculano-Houzel S. Números iguais de células neuronais e não neuronais fazem do cérebro humano um cérebro de primata em escala isométrica. J Comp Neurol. 2009 Apr 10;513(5):532-41. doi: 10.1002/cne.21974.

47 Herculano-Houzel S. O cérebro humano em números: um cérebro de primata à escala linear. Neurosci, 09 de novembro de 2009. Sec. Neurociência Cognitiva
Volume 3 - 2009 | https://doi.org/10.3389/neuro.09.031.2009

48 Spalding KL Bhardwaj RD , Buchholz BA, Druid H. Frisén J, Retrospective Birth Dating of Cells in Humans...Vol 122, nº 1 , 15 de julho de 2005, Páginas 133-143.

49 E. Bianconi et al. An estimation of the number of cells in the human body (Uma estimativa do número de células no corpo humano). Ann Hum Biol, Early Online: 1-11. 2013.+ DOI: 10.3109/03014460.2013.807878.

50 Eichenbaum H. Neurociência cognitiva da memória. Ariel 2003

51 Kandel ER. Em busca da memória. O nascimento de uma nova ciência da mente. Katz Knowledge.2007.

52 Johnson M. H. Developmental Cognitive Neuroscience (Neurociência Cognitiva do Desenvolvimento). Ed. Blackwell Publishing. 2ª Edição. 2004.

53 Sophia K, Goerlich-Dobre, Lamm C, Prip J, Habel U, Votinov M.The left amygdala: A shared substrate of alexithymia and empathy.NeuroImage Jour. 122, pg. 22-32. 2015

54https://atlases.ebrains.eu/viewer/#/a:juelich:iav:atlas:v1.0.0:1/t:minds:core:referencespace:v1.0.0:dafcffc5-4826-4bf1-8ff6-46b8a31ff8e2/p:minds:core:parcellationatlas:v1.0.0:94c1125b-b87e-45e4-901c-00daee7f2579-300/@:0.0.0.-W000.._Uo56.2-MuCL._qr4O.2_FOAw..7Z1Y..29XHG.wSz4~.10gBm..5_zF

55 Takahashi H, Izuma K, Matsumoto M, Matsumoto K, Omori T. A ínsula anterior rastreia a entropia comportamental durante um jogo competitivo interpessoal. - PLoS ONE (2015)

56 Hsu M, Anen C e Quartz SR. The Right and the Good: Distributive Justice and Neural Encoding of Equity and Efficiency. VOL 320 SCIENCE. 23 DE MAIO DE 2008. Associação Americana para o Avanço da Ciência. https://doi.org/10.1126/science.115365

57 Rozin Paul, Haid Jonathan, Fincher Katrina. From Oral to Moral. Science vol. 323, 27 , pp. 1189-90Fev.2009.

58 Peña Casanova J e Sigg J. Para um modelo cerebral funcional avançado (para além de Luria). Teoria e interpretação. Normalidade. Semiologia e patologia neuropsicológica. Programa integrado de rastreio neuropsicológico. Teste Barcelona-2. Teste-Barcelona. Serviços S.L.2019.

59 Cees de Graaf, Wija van Staveren e Jan Burema. Psychophysical and Psychohedonic Functions of Four Common Food Flavours in Elderly Subjects. Chemical Senses, 21: 293-304, 1996.

60 Bartosshuk, Linda M., Caseria, Donna, Catalanotto, Frank et al. As interações sabor-trigémeo desempenham um papel na dor oral? Reunião anual da Associação para as Ciências da Quimiorreceção (AchemS XVIII). Chemical Sense... Volume 21, número 5, outubro Pag.578. 1996

61 Ackerman, Bruce H e Kasbekar, Nishaminy. Distúrbios do paladar e do olfato induzidos por fármacos. Reviews of Therapeutics. Farmacoterapia, 17 (3): 482-496. 1997

62 Pribitkin E, Rosenthal MD, Cowart B J. Prevalence and causes of severe taste loss in a chemosensory clinic population The Annals of Otology, Rhinology & Laryngology. St. Louis. Vol. 112, Iss. 11; pg. 971: Nov 2003

63 Snyder DJ, Prescott J, Bartoshuk LM. Modern Psychophysics and the Assessment of Human Oral Sensation (Psicofísica moderna e avaliação da sensação oral humana). Taste and Smell an Update. Advances in Oto-Rhino-Laryngology. Thomas Hummel, Antje Welge-Lüssen. Edt. Karger. Vol. 63. 2006.

64 Marion E. F, Hettingen E.P., Barry MA, et al. Contemporary Measurement of Human Gustatory Function (Medição contemporânea da função gustativa humana). Doty RL. Handbook of Olfaction and Gustation. Second Edt. Marcel Dekker. 2003

65 Disfagia Diretrizes globais e cascatas. Gastroenterol. latinoam 2018; Vol 29, Nº 4: 178-192

66 Adkins C, Takakura W, Spiegel BMR, et al. Prevalência e caraterísticas da disfagia com base em uma pesquisa de base populacional. Clin Gastroenterol Hepatol. 2020 de agosto; 18 (9): 1970-1979.e2. doi: 10.1016 / j.cgh.2019.10.029

67 García González ML, García Raurich J, Raventós Santamaria M, Alba Mora M. Viscosidade na dieta de pacientes com diagnóstico de disfagia orofaríngea. Ata Bioquím Clín Latinoam 2016; 50 (1): 45-60.

68 http://theobjective.com/further/el-sindrome-de-la-resignacion-una-extrana-enfermedad-que-se-ha-dado-a-conocer-en-el-world-press-photo/

69 Sallin K, LagercrantzH, Evers K, et al. . Síndrome de demissão: Catatonia? Cultura? Front Behav Neurosci. 2016; 10: 7.doi: 10.3389/fnbeh.2016.00007 http://theobjective.com/further/el-sindrome-de-

la-resignacion-una-extrana-enfermedad-que-se-ha-dado-a-conocer-en-el-world-press-photo/

70 Malagón-Amor A, Córcoles-Martínez D, Martín-López L M, Pérez-Solà V. *Hikikomori* em Espanha: um estudo descritivo. *Int J Soc Psychiatry, 0020764014553003, publicado pela primeira vez em 9 de outubro de 2014*

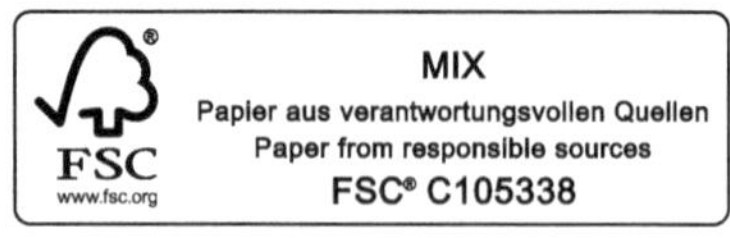

Printed by Books on Demand GmbH, Norderstedt / Germany